中医临证探微

罗永佳

周毅平◎主编

中医世家传人，坚持西为中用

力主治病求简，病症结合论治

科学技术文献出版社

SCIENTIFIC AND TECHNICAL DOCUMENTATION PRESS

·北京·

图书在版编目（CIP）数据

罗永佳中医临证探微/周毅平主编. —北京：科学技术文献出版社，2021.6
ISBN 978-7-5189-7976-9

Ⅰ.①罗… Ⅱ.①周… Ⅲ.①中医临床—经验—中国—现代 Ⅳ.①R249.7

中国版本图书馆 CIP 数据核字（2021）第 112368 号

罗永佳中医临证探微

策划编辑：陈 安 责任编辑：彭 玉 陈 安 责任校对：文 浩 责任出版：张志平

出 版 者	科学技术文献出版社
地 址	北京市复兴路 15 号 邮编 100038
编 务 部	（010）58882938，58882087（传真）
发 行 部	（010）58882868，58882870（传真）
邮 购 部	（010）58882873
官 方 网 址	www.stdp.com.cn
发 行 者	科学技术文献出版社发行 全国各地新华书店经销
印 刷 者	北京地大彩印有限公司
版 次	2021 年 6 月第 1 版 2021 年 6 月第 1 次印刷
开 本	710×1000 1/16
字 数	188 千
印 张	10.75 彩插 12 面
书 号	ISBN 978-7-5189-7976-9
定 价	68.00 元

谨以此书向罗老行医56载致庆

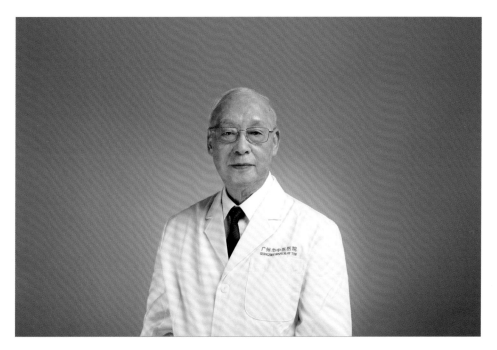

罗永佳教授

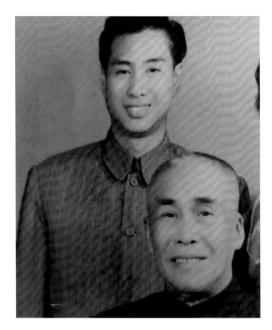

外祖父何竹林（右一）与其子何应华

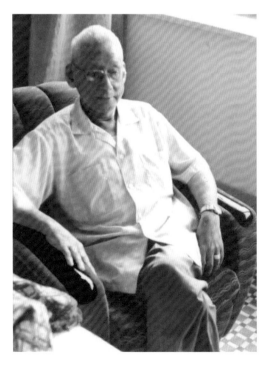

父亲罗广荫

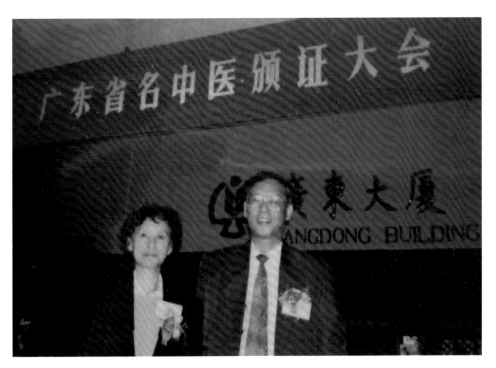

1993 年与姐姐罗笑容同获省名中医称号

祝贺罗氏姐弟双~同登省府受予的名中医、金榜、成为罗家新一代名医的光荣称号。2月20日《广州日报》、姐弟同登金榜、杏林再传佳话、报道中医罗笑容、罗永佳姐弟先进事迹，兴奋之余，依然命笔赞弟，向你们祝贺，并祝取得新成绩。

九四年二月廿二凌晨 寇庆延书赠

原广东省副省长寇庆延为罗氏姐弟同登名医榜题词

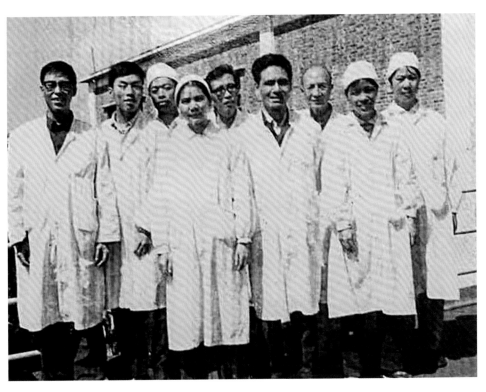

与脉管炎科室同事合照,左1罗永佳,右3凌兆熙,右4钟世鸿

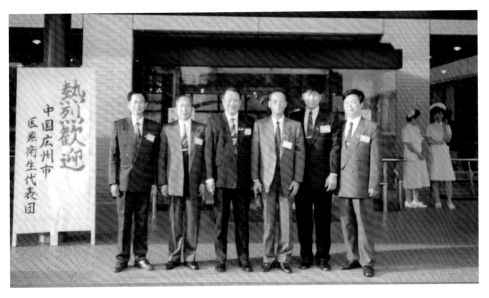

参加广州市医疗卫生代表团访问日本(右3)

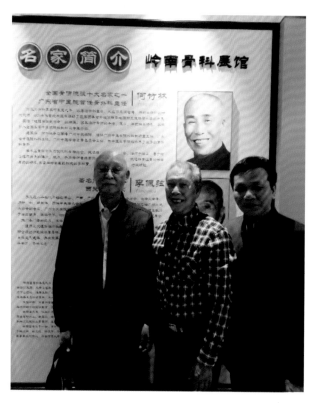

出席岭南骨伤科流派展馆开幕式（左1罗永佳、左2何应基、左3林定坤）

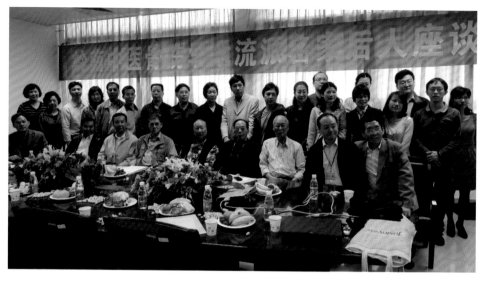

罗老参加岭南中医骨伤学术流派名家后人座谈会（前排右3）

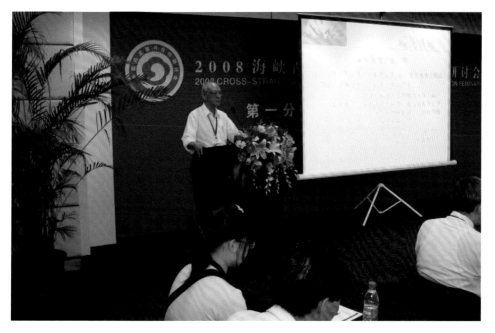

2008 年在海峡两岸中医药发展合作研讨会上发言

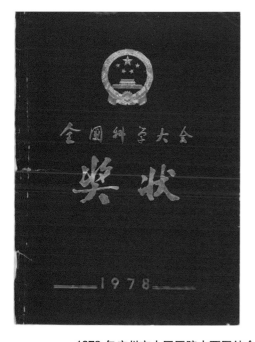

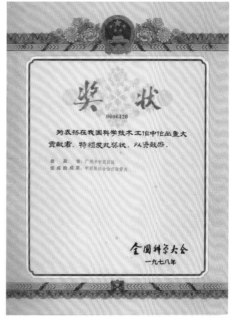

1978 年广州市中医医院中西医结合治疗脉管炎获"全国科学大会奖"

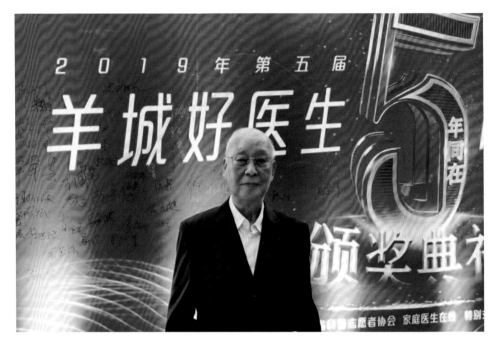

获颁 2019 年羊城好医生

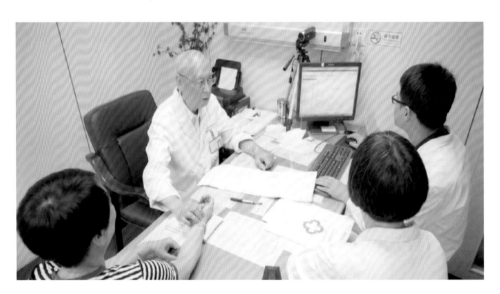

名医堂出诊

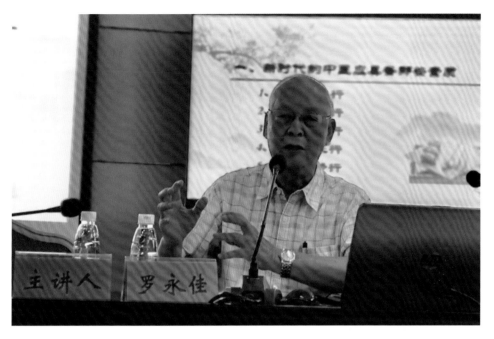

在广州市中医医院罗永佳名中医经验传承学习班上讲座

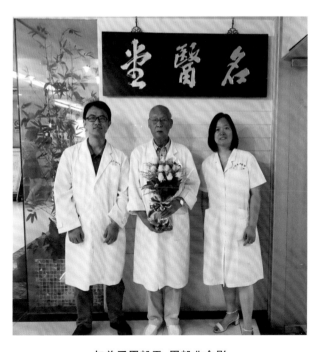

与弟子周毅平、周毅业合影

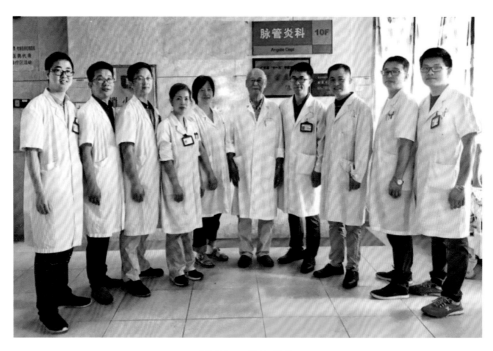

罗老与工作室成员

罗永佳中医临证探微

编　委　会

主编简介

　　周毅平，中医外科学硕士，广州中医药大学副教授，硕士研究生导师。广州中医药大学毕业，现任中国中西医结合学会周围血管病分会委员、中华中医药学会周围血管病分会委员，广东省中西医结合学会全身介入分会常委，广东省临床医学会血管外科分会委员。

　　师承全国第四批老中医专家、广东省中医院外科学术带头人蔡炳勤教授，广东省名中医、广州市中医医院脉管炎科学术带头人罗永佳教授。为岭南疡科流派传承人之一。"罗永佳名中医传承工作室"负责人。在中医辨证治疗周围血管病方面有较深造诣，擅于经方治疗各类周围血管病。

　　长期从事中西医结合诊治周围血管病的临床与科研工作，包括血栓闭塞性脉管炎、肢体动脉硬化闭塞症、糖尿病足、血管炎、下肢静脉曲张、深静脉血栓形成、红斑肢痛症等。开展介入下行动脉成形术、取栓术等治疗动脉闭塞、深静脉血栓形成、急性肢体动脉栓塞等，挽救众多濒临截肢的患者。早在 2009 年就开展了自体骨髓干细胞治疗血栓闭塞性脉管炎等新技术，并在国内首创开发改良式封闭负压辅助治疗缺血性溃疡技术，极大地缩短了溃疡愈合时间。

序

近年来，广东省委、省政府提出将广东省从"中医药大省"建成"中医药强省"，这为广东中医药腾飞增添了巨大的推动力。"广东省名中医罗永佳工作室"周毅平等医师积极行动，几经寒暑，将业师罗永佳主任中医师的临床经验、学术精髓、方药运用、养生之道等全方位系统整理成《罗永佳中医临证探微》一书，书中以传承发扬为主线，同时也展现了弟子们务实肯干、继往开来的新气象。该书的出版无疑为广东中医药事业继承发展写上浓厚的一笔。

罗永佳主任中医师出生于岭南中医世家，他不囿于家学，大学毕业后一直在广州市中医医院潜心临床工作，至今逾半个世纪。他虚心广学，创新精进，其中所带领的脉管炎科多有建树，并曾荣获全国科学大会奖。

罗老学验俱富且担任多项社会公职，为人胸襟磊落，博爱为怀，深受各界人士尊敬。

罗老如今八十晋三仍精神矍铄，耳聪目明，坚持临床一线，济羸劣以获安，书中所述养生之道，堪为后学所法。

《罗永佳中医临证探微》一书出版，不只对临床从业者如何继承、创新、发展中医药事业有非常好的启迪意义，更是对岭南文化的传承和发扬！

余略书数语乐观其成。

广州中医药大学原校长

教授、博士研究生导师

冯新送

前　言

　　1938 年，罗永佳出生在西关罗氏医家，世代行医，从曾祖罗萼初开始，一门共有 14 人从事中医事业，在西关、岭南地区甚至全国都医名卓著，单是政府授予的光荣称号就有广东省名医 3 名，广州市名医 1 名。其曾祖罗萼初是岭南民间著名的医生，擅长治疗水肿、脚气病。其父亲罗广荫是广州市政府授予的"广州市名老中医"。其外祖何氏家族自明清以来世代业医，精于伤科，外祖父何竹林是 1962 年广东省政府授予的"广东省名老中医"，四位舅舅也都是广州地区著名的医生。罗永佳与其姐罗笑容也在 1993 年被广东省政府授予"广东省名中医"的荣誉称号，"一门双名医"在九十年代初的羊城传为佳话。

　　在家庭的熏陶下，罗永佳自幼立志行医，1959 年考入广州中医学院（广州中医药大学前身），接受正规的学院教育，同时利用业余时间随侍父亲诊务，学习总结其临床经验。1965 年毕业后，被分配到广州市中医医院，从事临床、科研、管理工作 50 多年，故临床上能博各家之精，纳中西医之所长。曾先后在骨科、急诊科、内科、脉管炎科、中医药研究所从事临床、科研及教学工作，造诣较深，经验丰富。

　　2019 年起，罗永佳广东省名中医传承工作室获批进行建设。多位工作室成员相继跟师学习，随伺诊侧。他的中医临证具有岭南医家的用药特色，但又不拘泥于固有的思维，擅于利用现代医学研究的新观点，衷中参西，以中、西医方法结合论治。在本书中，罗永佳教授提出中医临证的病证结合论治的观点，并进行了阐述。他指出，病证结合论治的具体做法是："辨病为先，辨证为继"，并提出临床立法处方的"一病一方、分期立方、多病一方、辨证用药"的方法。书中以丰富的病案展示了罗永佳教授运用单味药、药对、小方的经验，在杂病论治中体现了罗老分期论治、一病一方、专药专用的中医特色，介绍了广州医科大学附属中医医院脉管炎科在周围血管病方面的诊治经验，展示了罗永佳教授近年来对中医食疗学的研究思想，以及多位工作室成员跟师之余的临床科研成果与临证发挥。

　　本书是跟师三年的总结和整理，时间及水平有限，内容有不尽之处，并未能完全体现罗老的学术经验和学术思想，不足之处还请批评指正！

目 录

第一章

名医传记

罗永佳教授，主任中医师。1938 年生，1965 年 9 月毕业于广州中医学院医疗系本科。1993 年被广东省人民政府授予"广东省名中医"称号。原广州市中医医院院长，广州市中医中药研究所专职副所长。先后于香港大学及香港城市大学任教。现任广州中医药大学、广东药品食品职业学院兼职教授。硕士研究生导师。曾任全国中西医结合学会周围血管疾病专业委员会副主任委员、广东省中医药科技专家委员会委员、广东省中医药学会外科分会副主任委员、广州市中医药学会顾问。广东省第七、第八、第九届人大代表。中国农工民主党广东省委员会常务委员、广州市委员会副主任委员。

一、救危解困，彰显仁心

他是人们至今仍亲切称呼的"罗院长"，虽已满头白发，但精神矍铄，80 多岁高龄的他仍坚持给病患看病，待人亲切，说话温和，学而不倦，笔耕不辍。让我们走近出身于中医世家的"广东省名中医"罗永佳教授，探寻一位名老中医师的从医之路。

罗永佳出身于中医世家，外祖父是当年著名的骨科医师何竹林，创办的南粤伤科流派至今有近百年历史。父亲罗广荫是"广州市名老中医"，精研风湿肿痛诸症，对治疗风湿性关节炎、类风湿关节炎、坐骨神经痛、足跟痛等症经验甚丰。姐姐罗笑容是广东省中医院的儿科老主任，也是"广东省名中医"，妹妹也是中医师。在这样的家庭背景下，罗老受到了不同程度的中医熏陶。1959 年，罗老就读于广州中医学院，既家学渊源又经过六年的学院学习，从此与中医结下不解之缘。1965 年本科毕业，被分配到广州市中医医院工作。

参加工作初期，他先后在内科和急诊室工作。当时急诊室患者多，医生少，两个急诊医生不但要负责 24 小时轮值，还要承担各科患者的首诊任务。时任急诊室负责人的他，眼见患者看病难和老弱患者来医院不方便，他提出两项改革措施：一是凡遇下班时间来诊者，来者不拒；二是为医院周边的老弱行动不便者带头开设"家庭病床"。当时尚处于"文革"时期，在条件十分恶劣的情况下，罗老这一创举，给老百姓带来了极大的便利，他用自己的切实行动实实在在为老百姓服务，时至今日人们对这段历史仍赞誉有加。当年农村缺医少药，医院本没有承担急救出诊责任，但他却主动向上级要求承担急诊出车任务，甘愿"自讨苦吃"。

1993 年 3 月 5 日，在中午休班的时候，某小学接二连三地有学生因腹痛、呕吐前来急诊，时任院长的罗老敏锐地意识到可能是食物中毒！他当即果断地做出一系列决定："凡送来急诊的学生一律无须挂号，直送病房；通知电梯工守候在电梯门口，确保患者通道畅行无阻；通知话务员及时将情况上报并要保证线路畅通；主动与学校联系，派救护车分批将患病学生接回医院救治；通知正在医院休班的医护、行政、后勤人员、实习生到儿科病房集中协助急救和待命，以保证抢救工作顺利进行"。先后共收治了食物中毒的小学生 108 名（其中 2 人休克），经过 4 个昼夜的连续奋战，终于全部转危为安，受到上级嘉奖。

二、超越自我，永不停步

罗老在几十年的从医生涯中，其经历变迁之多，也许是同行中少有的。先后辗转于内科、急诊科、脉管炎科，继而被调到中医中药研究所搞科研，后被调回医院任副院长，主管过行政后勤，最后荣升院长，退休后受聘到香港任教。角色的转换，并没有挫减他前进的步伐，反而将每一次岗位的变动视作新的起点，作为挑战和超越自我的动力。强烈的上进心使其养成干一行、爱一行、做好一行的良好品格。

1972 年初，由于临床研究和管理上的需要，罗老从急诊室被调入到新建立的脉管炎科当主任。面对陌生的专业，他决心从头学起。他不但能在短时间内掌握脉管炎病的规律，并与全科同事一起在继承凌兆熙老主任经验的基础上，不断钻研和反复实践，总结出一整套以中医为主中西医结合、内治和手术结合、外治采用"蚕食"与"鲸吞"结合的"三结合疗法"，并攻克了顽症难点，为无数患者免除了因截肢而致残的痛苦，受到国内外患者的好评，使得脉管炎病区成为全国乃至海外知名的病区。还研制出治疗脉管炎的药剂"脉复生"，中外驰名，誉满海内外！

脉管炎患者最痛苦在于患肢的剧痛，有道是"十指痛归心"。患者因忍受不了痛楚，有主动要求截肢甚至想自杀。有一次到某医院参观，获知他们为给患者止痛，一个晚上全病区使用哌替啶最多竟可达90次之多！严峻的现实促使他下决心要解决这一"拦路虎"。他与同事们不懈地努力探索，观察到脉管炎的疼痛分别为缺血性、坏死性、感染性、积淤积腐性和物理性等原因引起，从而总结出一套止痛的对因、对症处理方法，并将这些经验写成《血栓闭塞性脉管炎的疼痛原因及其处理》的专论与全国同行交流。

他作为全国专业学会副主任委员，从专科建设、临床及药理研究等方面提出见解，并撰写了《周围血管疾病研究工作的构想》在全国专业学术大会上宣读，有近10个医学杂志要求刊登。由于在脉管炎病的治疗研究上取得了成效，该科在1978年荣获了第一个"全国科学大会奖"的殊荣，并出席了全国卫生科学大会。罗老亦连续三届当选为全国周围血管疾病专业委员会副主任委员，这是截至目前广州市属中医界在全国性学术委员会中获任的最高职位和荣誉。

1986年罗老调任为专职副所长，由他一人负责重建广州市中医中药研究所，在人员设备均无的情况下，白手兴家。从招聘人员及购置基本设备开始，组织科技人员研制出了"清补凉"饮料配制工艺。又根据中医对胃肠道疾病的治疗特色，成功研制出治疗胃肠道疾病的九种中药浓缩袋泡剂系列产品，获广州市优秀制剂奖，并取得了良好的社会效益和经济效益，为当时中药制剂改革开创出了新路子。

罗老的中医学识受到香港医疗机构的青睐，在退休后受聘到香港的大学从事教学和学术交流，承担了"中医学基础"和"中医食疗学"教学工作。他从实用性和易读性出发，对教学方法进行了改革，根据自己的教学心得，撰写了《方剂教学的逆叙法》一文，刊登于广州中医学院的《中医教育探索》期刊内，得到了同行的认同。写出《试谈中医食疗学和现代营养学的比较与互参》一文在香港学术会议上宣读。

三、担当重任，从专才到通才

罗老先后从事过临床、科研、教学、行政管理等工作，涉足过医院多个部门，学习和掌握了多方面知识，为履行院长职务积累了经验，成为一名专家型的管理人才，顺应了"机会从来是留给有准备的人"这一句名言。

他认为，要当好院长，除了有能力之外，还要具有人格魅力。管理就是服务。管理要以人为本，与人为善，干实事。要善于发现群众的闪光点。要有担当，要豁达、大度，才能获得职工支持，同心协力做好工作。

曾任院长的罗老认为，中医院的建立主要是为患者提供高水平的中医特色专科服务。同时作为医疗机构，需要承担相应的预防、医疗、高等教学、科研和急救任务。如果仅具备单一性的中医诊疗技能，会造成学科知识面狭窄，技术水平不全面，应急、抢救能力不高，科研人才缺乏的局面。最终无法满足社会和群众的需求。作为省、市级中医院必须学科齐全，诊疗水平较高，中西医结合功能较强，办成具备中医特色以至中国特色的中医医院。

从医院发展方向来看，中医院要做到"既要有特色，更要有创新"，就开设了骨伤、针灸、痔疮、按摩……对科室而言，可称为传统"特色"科室了，如只是停留在前人经验的袭用，只能达到一般性疾病的水平，无创新的话，中医可能谈不上发展。要创新，不必追求面面俱到，可选择非均衡性发展，先从一两个学科重点研究或选择性地攻克目前医学上尚未解决的疑难问题，建专病专科是一个有效途径。在理论研究和临床研究中，既要熟练掌握和运用传统中医理论，又要突破"以经解经"的论述方式，以传统的东西为起点而不要以传统的东西为终点。也可以中西医结合，如我院的脉管炎专科就在继承传统治疗脱疽经验的基础上创造出了包括治疗各种"周围血管病"及"三结合"的创新疗法，经 30 多年承前继后和发展，虽然老一辈已经全部退下了，但疗法至今仍历久不衰。

四、崇尚医德，身体力行

罗老认为，医疗工作是一种救死扶伤的职业，除了具有治疗技术外，还有医德医风的要求，技术也许有价，但良好的医德医风是珍贵的无价之宝。我们的工作是维护患者的健康和生命。患者住入我们医院，是把生命的安危交给我们，是对我们的信赖，所以我们需要具备精湛的技术、高度负责的精神、良好的医德医风，充分倾注热忱才能力挽沉疴转危为安。这是我们的价值所在。

他经常跟学生说的一句话是"做人要光明磊落，堂堂正正，做好工作"。他对待患者的态度和蔼、认真，不管是初诊还是复诊，无论患者贫穷富贵、老幼残疾，他总是一视同仁，都能细心诊断，对于病患的各种检查报告也是仔细查看，立法、处方，慎重而处，甚至连饮食起居，亦不厌其烦，谆谆指导患者。早上门诊看到中午一、两点，为了"不浪费"时间，宁可不喝水，避免去小便。每天超负荷的工作，罗老都心无旁骛。外科病症比较特殊，像糖尿病足、脉管炎等有创面的疾病，局部创面的流脓、恶臭，有的患者自己都受不了，但罗老不怕脏和累，亲力亲为，认真细致的检查，就病情及相关注意事项进行讲解、叮嘱，使病患对自己疾病有较为深入的了解，并为其舒缓焦虑，深得患者的信任。罗老的敬业和乐业精神使得他与患者之间建立了良好的医患关系。他最认可的两句话是"德不近佛者不可以为医，才不近仙者不可以为医"。

罗老退休十多年仍返聘坐诊，不但不辞辛苦，至今还孜孜不倦地勤奋学习，其治学严谨，饱读医书，但崇古而不泥于古，用方用药灵活，思维敢于突破，69 岁还立志学用电脑，现每天利用 3 ~ 5 小时在电脑上翻阅文献资料，不断温习和汲取新的中西医药学知识，并将其应用于临床。他这种精于岐黄、注重创新、永不言退的精神值得后辈学习。

五、继承中医，力求创新

罗老认为，中医的传统我们要珍惜和继承，但是不要拒绝先进的文明，要以开放的态度，走继承、创新、发展的道路。他认为，中医从古到今的演变历程已经说明，继承传统需要不断创新，没有创新的传统，无法将其发扬。

纵观几十年来，开展中医药研究对推动中医发展有着不可磨灭的作用。但中医科研队伍力量薄弱，所以中医研究仍任重道远。

如在治疗上，辨证分型和诊断标准依据至今没有统一认识，中医疗效机制缺乏充分的实验证明。中药饮片、中成药标准化程度不高，安全有效性缺乏临床数据支撑，这都是中医的短板。近年来，习近平总书记对加强中医药科学研究和中西医结合作出了指示，为中医科研和中西医结合指明了方向。加之，被大数据所证明的中医药在抗"新冠肺炎"战役中展现出的确切疗效，他希望，乘此春风，让中医科研奋起，上马加鞭，将中医提升到更高台阶，让世界信服！

多年的临床和工作历练，让罗老养成了一种不因循守旧、喜欢探索的性格。如对中医的"辨证论治"有自己的见解。也认为可以与时共进，用"病证结合论治"取代"辨证论治"的提法并写成专论。还提出个人观点：①"辨证论治"具有局限性；②先辨病后辨证有利于辨证规范化；③"辨病证结合论治"不会失去中医特色；④"病证结合论治"对疾病诊断还会先于"辨证论治"；⑤"病证结合论治"有利于中西医结合。

六、养生之道，养心养性

罗老现虽为耄耋之年，正是因为饮食有节，不羡补药补品，仍然心境豁达，思维敏捷，侃侃言谈，步履如疾。问其养生经验，他答曰："养生不如养心，养心不如养性。"何谓养心、养性？他笑谈禅语："知足、少欲、忘我，看破、放下、自在。"在当今视物质享受为时尚的人群中，能做到这12个字的属凤毛麟角，世人应以此为镜。

七、药膳调理，辨证施食

中医的食疗养生，是指利用食物来调理机体各方面的功能，使其获得健康或愈疾防病的一种养生方法，也源于中医学理论指导。李时珍在《本草纲目》开篇写道："药疗不如食疗"，实质是中医"治未病"的预防医学思维。罗老认为食疗对下列几方面尤其适用：①营养失衡；②体质调理；③亚健康调理；④美容瘦身、益寿；⑤提高机体的功能；⑥某些疾病的辅助治疗和病后的调理。

中医自古有"药食同源、药食同用"的提法，认为药有药性、功效，食物也有性味和功效。药食结合可以"药借食力，食助药威"，达到既有食物的营养又有药性的治疗作用。

"辨证施食"是中医食疗学的特色。通过进食具有补气、养血、益精、生津、健脾、清热、祛湿等药膳，使气、血、精、津充盈，脏腑功能健全，形与神俱。

他特别提醒，食疗主要是辅助治疗和保健养生手段。对于食疗，莫忽视，莫盲从，也不要让"食疗"承担过多的治疗责任，有病还得请医生治疗。

他撰写了《对食疗的看法》《药膳食材之配伍特色》和《试谈中医食疗学与现代营养学的比较与互参》等文，显示出他对中医食疗学的心得，当后者在"海峡两岸中医发展合作研讨会"和"香港中西医结合学术会议"上宣讲后，受到与会者和香港医院的营养师欢迎，认为其是一篇很有特色的文章。

关于饮食原则，罗老主张全面、均衡、适量，不必过分戒口，几十年来，他未吃过保健品。为了通俗易记，他为健康饮食编了顺口溜，即少糖、少盐、少脂肪；多果、多菜、多纤维；四只脚不如两只脚，两只脚不如一尾、一脚或无脚。"四只脚"指畜类，"两只脚"指禽类，"一尾"指鱼及水产类，"一脚"指菇类，"无脚"指蛋类、豆类、奶类。

第二章

病证结合，论治立新

第一节 试论"病证结合论治"

中医的传统我们要珍惜和继承，但是不要拒绝先进的文明，要以开放的态度，走继承、创新、发展的道路。继承是为了敬仰和承袭我们古代祖先创造的祖国医学的宝贵遗产。发扬是为了把祖先留下来的医学"去芜存精"，加以发展和宣扬。创新是为了将传统医学遗产与新的、进步的东西融合起来，建立新时代中国特色医学文化并继续发展下去。中医从古到今的演变历程已经说明，继承传统需要不断创新，没有创新的传统，无法将其发扬。

中医的治疗效果已是毋庸置疑，特别是在抗"新冠肺炎"一役中得以证明。现在中医药上升到国家战略，是每个中医人都值得庆幸的事。纵观几十年来推动中医药研究有着不可磨灭的作用。亦有计划蓝图，但中医科研队伍力量薄弱，加上中医行业惯于各自为政，难以形成合力，并且业内有用现代科研方法研究中医不符合辨证论治之说而不被认可，但又尚未找到公认的研究方法，所以按循证医学要求进行中医研究仍任重道远。

一、"辨证论治"的局限性

在治疗上，"辨证论治"的诊治方法多凭医生个人经验而定，辨证分型和诊断标准依据至今没有统一，以这次治疗"新冠肺炎"为例，中医认为属于"疫病"范畴，东西南北各地区医生对同一疾病的辨证不尽相同，北方认为是"寒湿郁肺"，南方以"湿热蕴肺"辨证，甚至各地有各地的辨证观点，治疗上有据证施治，也有一方通治的。但都说有效，目前只能用"因地制宜"去解释。而这个"地"是指气候、体质、水土？值得今后探讨。

中药饮片、中成药标准化程度不高，安全有效性缺乏详细临床数据支撑，在药用效能、药理作用、剂量掌握、疗程长短、联合用药原则等方面，仍带有不精确性，这都是中医的短板。近年来，习近平总书记、中共中央、国务院在充分肯定和支持继承和发展中医的同时，亦先后对加强中医药科学研究和中西医结合作出了指示，指出要"深化基础理论、诊疗规律、作用机制研究和诠释……"。要求"运用现代科学技术和传统中医药研究方法，深化中医基础理论、辨证论治方法研究……"，以阐明中医药作用的物质基础和机制：何以为优，优于何处？屠呦呦的青蒿素研制，是在历代中医文献中得到的启发，再经过近千次实验筛选才获成功并挽救了百万人的生命，使中医药的价值让世界知晓并获殊荣。

二、病证结合论治之阐释

"辨证论治"作为中医学治疗体系的提法是 1955 年 2 月任应秋先生首先提出的，后在 1974 年中医高等院校统一教材的《中医学基础》中，将"辨证论治"作为中医学的特点写入教科书，一直沿用至今。经过几十年的临床实践，渐渐显出其局限性。故笔者认为可以与时共进，用"病证结合论治"取代"辨证论治"。

（一）先确立采用中医的"病"还是西医的"病"

谈到"病证结合论治"，首先要确立的是用中医所称谓的病还是西医所称谓的病，要由中西医各自所立疾病名称的构成特点而定。中医的病名自古以来先后采用过以症状、病情、病因、病位、病性等命名。目前中医教材多以症状或症状＋病位命名，如"眩晕""腹痛"等，这是一元或二元化方式；西医的病名包含了病因、病位、病性和各种检验结果，如："新型冠状病毒肺炎"（简称"新冠肺炎"）、"冠状动脉粥样硬化性心脏病"（简称"冠心病"）等。这反映出了多元化和各个疾病的专属性和内涵。就"新冠肺炎"来说，中医认为是发热咳嗽症（"寒湿郁肺"或"湿热蕴肺"等辨证）。治好了，是治好了"证"还是治好了"病"？同有发热咳嗽症，有咳嗽（气管炎）、普通感冒、普通肺炎、流感、SARS、新冠肺炎之区别，如不从专属疾病做治疗效果评价，治疗价值大不相同。所以个人认为宜采用目前西医的病名。

（二）先辨病后辨证有利于辨证规范化

传统的辨证方法从中医历代理论来说，有八纲辨证、脏腑辨证、气血津液辨证、六经辨证、卫气营血辨证、三焦辨证等；从流派上来说有伤寒学派、寒凉学派、攻邪学派、补土学派、滋阴学派、温补学派、温病学派等；而落实到不同医生在辨证的过程中多是从个人的经验和资料采集结果再加上个人对某学派的笃信出发，得出的辨证结果会千差万别。这是由诊断不明、辨证不规范引起的，是辨证论治的缺陷。

"辨证论治"的"证"，是指中医诊断中对各种疾病演化发展过程中病理属性的概括，是不同的疾病在发展过程中的共性。在临床中有可能几种疾病会出现同一证候，但并不能反映出不同疾病的专属性或特异性。

以辨证为例，"气阴两虚"证，可见于睡眠障碍、更年期综合征、甲亢、糖尿病、冠心病、肺结核、慢性肾炎、肺癌等疾病。如不做疾病鉴别，分辨出不同疾病的专属性，就用"异病同治"方法治疗，或会失之精准及误治。临床上也不一定能利用"异病同治"的方法去通治具有相同证候的所有疾病。如中风病，西医指急性脑血管疾病，包括出血性和缺血性脑血管疾病（如脑出血、脑梗死、脑栓塞等）。单纯根据中医现有的辨证论治分型是不够精确的。如中风发病后首先不应考虑其是传统的中经络还是中脏腑证型，而应考虑是梗死性还是出血性问题，否则会在止血或活血的治法选择中"失之毫厘，谬以千里"。又如血淋（血尿），要注意分辨是无痛血尿还是有痛血尿，治疗方法不同预后大不相同。

所以笔者认为：要建立辨证论治规范化，不能以证候诊断来治病，应以"先辨病后辨证"的方法，先诊断为何病，然后从专病进行分型，以取代传统的以症状及病性等分型，治疗上按专病分型结合运用当今以证候分型之方剂学（当然今后还可以进一步整理），作为个性化的论治参照（不排除特殊病例特殊辨治），通过大量的临床验证逐步细化和相对定型，最后形成辨证规范，还能为中医科研提供机制研究基础。可以设想，经过不断地创新和推进，辨证论治的规范终可达成。届时将成为中医学发展的划时代的新里程。

中医的价值应该是有效和可重复，而辨证规范化正是这种价值的体现。如果像当前一样只凭个人的经验论治就会造成千人千证，治愈的都只是个案，可能出现某些名医，但对中医整体学术发展起不到促进作用，毕竟中医事业的发展终究不能仅靠有限的名医去支撑。

（三）"病证结合论治"不会失去中医特色

"病证结合论治"具体做法是"辨病为先，辨证为继"。

"先辨病后辨证"，也就是说在明确专属疾病的情况下再进行辨证，不会失去中医传统特色，如平调阴阳、三因制宜、补母泻子、提壶揭盖、釜底抽薪、逆流挽舟、去瘀生新、标本治疗、治风先治血等辨证特色都是西医所没有的。如有一例长期神经性失眠患者，多方治疗未果，来诊时按中医辨证，可见"脾肾阳虚证"尤为突出，在治疗中使用了平常甚少用于治疗失眠的附子、肉桂后取效，并可逐步减少直至一度戒断西药安眠药。诸如炎性结肠炎，中医有谓"久泻必伤肾"，可从温脾肾而治。近年来报道了一些经西医多科诊断仍原因不明的持续多天高热不退的患者，最终由中医治愈了。

中医的发展无不受到当时社会发展及科技水平的制约。其实自 60 年代后中医学院毕业的中医学生已掌握一定的辨病知识，"病证结合论治"的方法目前不少医生正在运用。在治疗"新冠肺炎"中已提供了范例和证明。

（四）"病证结合论治"对疾病诊断还会先知于"辨证论治"

中医治疗通过辨证才可论治，如《伤寒论》有"观其脉证，知犯何逆，随证治之"之说，意思是随脉证出现则以辨治，但如果有些病无证可辨时（偶然通过体检才发现的或见证之表现少而不全俱备的），如能熟知疾病的病理发展规律，或运用现代检查手段，辨病会先知于辨证。曾有一患者低热约 1 周，经两位医生辨证治疗未果，来诊时除有低热和感倦意外，无流涕及咳嗽等其他表现，嘱其拍胸片（因无咳曾不愿）后诊断为"肺炎"。另一患者诉左胸背引痛，观其背部皮肤光洁如常，一般来说，按中医辨证应属胁痛，治以疏肝理气。后经细审，排除其他疾病后按神经走向之症状，有带状疱疹病之可能，并嘱患者注意该病，果然次日疱疹出现并得以及时治疗。

（五）"病证结合论治"有利于中西医结合

早在井冈山斗争时期，毛泽东就提出"用中西两法治疗"，新中国成立后先后对中医及中西医结合问题上作出过很多指示，如"面向工农兵、预防为主、中西医结合""创造中国统一的新医学、新药学"等。近年来，党中央在充分肯定和支持继承和发展中医的同时，亦对加强中医药科学研究和中西医结合作出了指示。

中西医是理论体系不同、研究方法不同、研究对象相同的两门医学学科，对疾病的医学来说，其实两者都是用来服务于人类健康和防治疾病的，都是有效的。中医与西医各有其特性，也有其共性，各有特色和优势，经过实践不期会找到切入点。

中西医结合先从临床入手比较符合实际，例如这次疫情，在诊断上，不论中西医都认为是"新冠肺炎"，中西医在疾病的诊断上若能达成共识，剩下的就没有障碍了，只是各自用何种方法治疗的问题了。西医判断患者得了何种疾病，当用西医方法治疗，中医也从治病入手进行辨证施治，也反映出自身的传统与特色和效果，最后中医更可从"病"而不是从"证"的角度总结出中医疗效。

可设想，在中西医结合治疗下会展现以下几种结果。

（1）在进行重症疾病治疗时，西医提供生命支持，中医通过辨证，运用中医各种综合治疗手段，突现中医疗效并做出客观评价。

（2）以西医治疗为主中医协同配合，起到辅助治疗和减轻不良反应的作用，并可提高生命质量和康复效果。

（3）中西医协同治疗，对单纯用中医或西医疗法效果不理想的疾病或会取效。

（4）中医对预防保健意识较重视，强调固护正气，调理情志，注重人体精神心理因素，重视亚健康，对理化指标多无异常、现代医学常缺少治疗手段的疾病，以及一些中医治疗优势病种和术前术后的调养，就可进行辨证施治。其中针灸的疗效具有世界影响力。

在中西医合作交流的过程中，中医可将传统的博瀚医学理论用西医能接受的语言和西医对话，中医也可汲取现代诊疗的规范化、标准化和现代科学技术，从而达到互相取长补短、互相促进的目的。

可以认为，"先辨病后辨证"不仅是中西医结合的切入点，还是搭建现代与传统沟通的桥梁，有利于更好地实现中医与现代科学的融合，与世界医学相比成为"你有我有，我有你无"的新医学派，使得创造出具有中国特色的医学体系指日可待。

第二节　立法处方，不拘一格

罗老在临床实践过程中除了运用"病证结合论治"外，对立法处方也不拘一格，不断探索。

如一病一方。根据"因地制宜"的理论，在辨证时以"优势证型"（某些疾病在当地出现频率较多的证型）立专病专方而治。如南方地居湿热，故为痹痛之症，取祛湿清热、活络通痹之"土地骨方"为主方。治疗急性咳嗽拟定"宣肺清热汤"为主方。

分期立方。从"病证结合论治"角度看，结合疾病进展期的规律性采用分期辨证而治。如咳嗽，早期重于疏风清热，中期重于泻肺止咳，后期重于涤痰止咳；又如脱疽病，则分为温经通络、活血祛瘀、清热解毒、补气活血四期；对女子不孕症参照其经前、经中、经后的生理期结合辨证立方治疗。

多病一方。即多病同症，同症同方而治。如精神性失眠、抑郁、更年期综合征等，根据中医脏腑生理功能理论，认为是肝失调达、神不守舍，均以"主脏辨证"为主，从心、肝两脏而治，以疏肝解郁、宁心安神为治法，用柴胡疏肝散合枣仁参麦散化裁。

辨症用药。参考药理学和生理学的研究资料，结合中医理论和先辈的经验，对症用药。如清肺热用青天葵、鱼腥草，用百部润肺治虚劳久咳，以贝母解痉化痰、北杏镇咳平喘、地龙息风治疗咽痒、咳嗽并止喘，蒲公英治胃炎，白头翁可治疗三焦湿热，益母草利尿、降压、消蛋白尿，石菖蒲宁心通脉，山楂去瘀，神曲去脂，北芪、茜草治静脉炎，毛冬青治疗脉管炎，泌尿道结石也可用活血化瘀、通淋化石而治等。

在学习和运用中医学理论方面，罗老认为不要泥于固有的思维上，他对中西医两方面理论进行分析，撰写了《〈伤寒论·太阳篇〉之现代见解举隅刍议》一文，表达出个人对仲景学说的见解，认为太阳病的主证是感染性或传染性疾病的早期表现，而其变证是各种疾病专属性出现的结果。

据此，罗老认为，传统理论可以指导当今的临床实践，通过当今的临床实践同样可以诞生新的理论。

第三章

临证用药经验

第一节　单味药

一、当归后下止痛力强

当归入心、肝、脾经，药性甘辛、温。在《神农本草经》中被列为中品，具有补血和血、调经止痛、润燥滑肠等功效，为妇科要药。

罗老以当归后下用于妇女痛经止痛，认为同煎与后下效果相异。当归化学成分主要分为挥发油和水溶性成分两大部分。当归的水溶性成分含有阿魏酸、当归多糖等，挥发油中主要含藁本内酯、丁烯基苯酞等40多种成分。目前当归精油主要用于治疗痛经及月经不调。多项研究证实当归挥发油具有镇痛作用。当归油（含藁本内酯70%）无论对正常未孕离体子宫还是对经缩宫索处理的离体子宫，都可呈剂量依赖性地缓解子宫平滑肌痉挛作用。

> **病案**

患者，性别：女　年龄：37岁

初诊日期：2019年9月9日。

主诉：痛经6年。

现病史：患者自诉近6年来每次行经均出现腹痛，月经来时自我感觉腹部冷痛、腰痛，且月经推迟，月经延长10天才结束。经常便秘，状如羊屎，硬，需服用益生菌通便。

既往史：无。

过敏史：无。

体格检查：舌红，光滑，苔白，右脉弦，关、尺重按无，左寸脉浮滑，关、尺沉。

中医诊断：痛经。

证候诊断：脾肾虚弱。

西医诊断：痛经。

治法：温补脾肾、养血调经。

处方：柴胡10 g，白芍15 g，熟地15 g，川朴15 g，当归10 g，香附10 g，甘草3 g，淫羊藿15 g，补骨脂15 g，肉苁蓉15 g，杜仲15 g，益母草10 g。共7剂。

嘱患者以当归，每次5~10 g，开水泡，当茶喝，每日1次。

二诊：2019年9月17日。

症状与体征：痛经症状减轻，月经7~8天停。经常喉咙痛，右嘴角有痤疮，口干。既往月经来时下腹部胀痛，腰酸软无力，上背部发凉，大便秘结，服药后大便通畅。脉细弦缓，舌偏红，苔薄白，舌边有齿印。末次月经2019年9月9日。

证候诊断：肾阴虚火旺。

治法：滋肾补脾、养血清热。

处方：桑寄生30 g，当归10 g，熟地10 g，赤芍10 g，菟丝子10 g，香附10 g，川芎10 g，肉苁蓉15 g，杜仲15 g，甘草3 g，丹皮10 g。共7剂。

三诊：2019年9月24日。

症状与体征：脸部唇旁痤疮色转淡，大便正常，胁痛，有口气，双手出汗，梦多。脉细数，尺脉细。

证候诊断：肝郁、肾虚血瘀。

治法：疏肝健脾，补肾活血。

处方：淫羊藿15 g，柴胡10 g，白术10 g，熟地10 g，补骨脂15 g，白芍15 g，云苓10 g，川芎10 g，当归10 g，党参10 g，菟丝子10 g，甘草3 g。共7剂。

心得：该痛经患者属脾肾不足，寒凝胞宫，虚火上炎，故经期先以温补脾肾、驱逐寒凝止痛为法，当归泡茶饮。经后期则继续滋肾补脾，并养血清热，后续健脾补肾、活血疏肝，以去除寒瘀。

二、藏红花泡茶湿疹可疗

藏红花，又名番红花或西红花，是鸢尾科番红花属球根类多年生草本植物。藏红花性味甘平，入心、肝经，能活血化瘀、散郁开结。而用于湿疹的资料不多。查阅文献，《本草经解》曰："入足厥阴肝经，手太阴肺经。"《本草正》曰："达痘疮血热难出，散斑疹血滞不消。"《本草汇言》曰："疮疡痛痒而肿溃不安，是皆气血不和之证，非红花不能调。"红花的入肺经特性可能与其能治疗皮肤疾病相关。从现代药理与药效研究中发现：①藏红花含藏红花素、藏红花苦素、藏红花黄色素，又含丰富的维生素 B_2。高于含维生素 B_2 最高的食物——肝脏及蛋类。维生素 B_2 是体内黄酶类辅基的组成部分，当其缺乏时可影响机体的生物氧化，使代谢发生障碍，主要用于治疗湿疹、口角炎、结膜炎、脂溢性皮炎、阴囊炎等疾病。②动物实验发现藏红花所含的藏红花黄色素，有抗炎、抑制毛细血管通透性、抑制肉芽肿形成的药理作用，可能有助于减轻湿疹的临床症状。③藏红花中所含的蛋白多糖可以迅速活化蛋白激酶 C 和 NF-κB，促进巨噬细胞的活性，增强淋巴细胞增生反应，因而具有免疫调节、抗菌消炎和抗入侵的功能。凌学静等通过对沪产藏红花的研究发现用药组小鼠游泳耐力、细胞免疫和体液免疫均有增强，免疫器官重量系数及淋巴细胞转换率显著高于对照组。这也为藏红花治疗湿疹提供了又一依据。

临床有以西红花雪莲汤、中成药红花本草治疗湿疹的报道。西红花雪莲汤由藏红花 12 g、雪莲 20 g 组成。经随机对照研究表明，西红花雪莲汤组有效率明显高于对照组。中成药红花本草由西红花、丁香酚、雄黄、薄荷、冰片等组成。其适应证主要为湿疹（手部湿疹、足部湿疹、面部湿疹、阴囊湿疹、儿童湿疹等）、神经性皮炎、接触性皮炎、脂溢性皮炎等。综上所述，藏红花在湿疹的治疗方面功效显著，值得深入研究。

病案

患者，性别：女　年龄：63 岁

初诊日期：2019 年 12 月 10 日。

主诉：双下肢皮肤瘙痒半年。

现病史：患者自诉无明显诱因出现双下肢皮肤瘙痒，搔抓时可出现红色线状印迹，未见红色丘疹、斑疹，痒时未见风团，口干，口苦，二便调，舌质红，苔薄白。

中医诊断：风瘙痒。

证候诊断：湿热下注。

西医诊断：皮肤瘙痒。

治法：清热利湿，祛风止痒，健脾活血。

处方：桑寄生 30 g，黄芪 30 g，白术 15 g，防风 10 g，蒺藜 15 g，红花 10 g，甘草 6 g，绵茵陈 15 g，黄芩 15 g，荆芥 15 g，紫苏叶 15 g，地肤子 15 g，当归 10 g。共 7 剂。

嘱患者自购藏红花，每日取 10 条左右，泡茶喝，每日 1 次。（罗老指出，藏红花方有此功效，川红花无效。）

二诊：2019 年 12 月 31 日。

症状与体征：双下肢皮肤瘙痒减轻，口干、口苦明显减轻，纳可，睡眠可，二便正常。

证候诊断：脾虚、湿热下注。

治法：调和营卫、清热凉血、调补脾肾。

处方：桂枝10 g，白芍15 g，甘草6 g，大枣15 g，黄芪20 g，白术10 g，防风10 g，赤芍15 g，生地15 g，补骨脂15 g，益智仁10 g，五味子10 g。共7剂。

心得：患者下肢瘙痒，无皮疹，无静脉曲张，考虑为湿热下注所致，故予中药清热利湿、健脾，同时以藏红花泡茶，取效甚捷。

三、鹌鹑蛋擅治皮肤瘙痒

皮肤瘙痒症，中医称"痒风"，亦名"风瘙痒"，其病名首见于《诸病源候论》。本病多见于中老年人，冬春季节发生或加重，以全身皮肤瘙痒为突出表现，常为阵发性，尤以睡前、饮酒或进食辛辣刺激性食物后加重。本病诊断要排除是否为糖尿病、肝胆疾病、代谢障碍、内脏肿瘤、寄生虫等原因所致。

老年皮肤瘙痒症的发生，虽有风、湿、燥、血虚、虫毒等诸多不同因素，但其卫外不固，风邪客表，走窜肌肤而生痒最为常见。《诸病源候论》曰："风瘙痒者，是体虚受风，风入腠理，与血气相搏，而俱往来于皮肤之间，邪气微不能冲击为痛，故瘙痒也。"

本病的发生关键乃体虚受风营卫失和，在表则卫阳不畅，风邪燥邪入于皮肤，不得疏散，在里为脏腑功能失常，营血化生敷布不利，肌肤失养，内外搏结发为痒，亦可说明痒可由风邪扰乱卫气，致营卫不和而生。又因老年人五脏已虚，营血衰少，营气不能同卫气共行，加之春季风邪盛行，扰乱卫气，而致营卫不和，乃生瘙痒。营气不足，不足以养护肌肤，故而出现干燥多屑。若嗜食辛辣刺激之品，则瘙痒更甚。

鹌鹑蛋被认为是"动物中的人参"。宜常食，为滋补食疗品。俗话说："要吃飞禽，鸽子鹌鹑"。鹌鹑肉、蛋，味道鲜美，营养丰富。鹌鹑蛋是一种很好的滋补品，在营养上有独特之处，故有"卵中佳品"之称。

罗老将鹌鹑蛋用于皮肤瘙痒的治疗，以食物入药。食用方法：水煮鹌鹑蛋至熟，剥壳食用，每日6~8枚。

中医记载，鹌鹑蛋味甘、性平，有补益气血、强身健脑、丰肌泽肤等功效。《全国中草药汇编》示其功效可治胃病、肺病、神经衰弱、肋膜炎等。现代医学研究表明，鹌鹑蛋的营养价值不亚于鸡蛋，含丰富的蛋白质。鹌鹑蛋中氨基酸种类齐全，含量丰富，还有高质量的多种磷脂、激素等人体必需成分，包括脑磷脂、卵磷脂、赖氨酸、胱氨酸、维生素 A、维生素 B_2、维生素 B_1、铁、磷、钙等营养物质。铁、核黄素、维生素 A 的含量均比同量鸡蛋高出 2 倍左右，而胆固醇则较鸡蛋低约 1/3，所以是各种虚弱病者、老人、儿童及孕妇的理想滋补食品。日本《养鹑》一书中把鹌鹑蛋与人参、蝮蛇并论为佳品，且对肺病、肋膜炎、哮喘、心脏病、神经衰弱有一定疗效。

尽管对卵清蛋白过敏的人群同样会对鹌鹑蛋过敏，但是国外医讯表明，鹌鹑蛋能治疗过敏反应。法国巴黎综合医院过敏症研究室临床验证表明，鹌鹑蛋对治疗各种过敏反应具有良好的控制效果。

一项对鹌鹑蛋抗过敏作用及机制的初步研究发现：

（1）鹌鹑蛋具有抗过敏作用，可以减轻 PCA 小鼠模型速发型过敏反应的症状。

（2）鹌鹑蛋具有抗炎作用，通过调节 PAR2 受体的活化减轻食物过敏引起的嗜酸性粒细胞食管炎（Eosinophilic esophagitis，又称 EoE）小鼠模型中迟发型过敏反应的症状。

（3）鹌鹑蛋可以抑制肥大细胞脱颗粒，特别是蛋白部分，而其蛋黄对促炎细胞因子的产生有抑制作用。

总体来说，鹌鹑蛋白和蛋黄可能一起调节 PAR2 表达，缓解过敏症状。体内体外实验表明鹌鹑蛋可以通过调节 PAR2 转导途径来发挥抗过敏和抗炎作用。

车会莲通过小鼠 PCA 模型的被动皮肤过敏反应研究发现，鹌鹑蛋活性成分 ovoinhibitor 糖蛋白具有抗过敏效果。使用 RBL-2H3 细胞系研究鹌鹑蛋中活性成分 ovoinhibitor 糖蛋白及联合化学抗过敏药物对肥大细胞脱颗粒的影响，表明鹌鹑蛋活性成分 ovoinhibitor 糖蛋白与化学抗过敏药物联用具有协同抗过敏的效果。鹌鹑蛋 ovoinhibitor 糖蛋白用于具有抗过敏作用的食品、化妆品、日用品及药品中已申请了专利。

总之，鹌鹑蛋可能是通过抗过敏和抗炎产生止痒的作用。

病案

患者，性别：女　年龄：70 岁

主诉：皮肤瘙痒 40 余年。

现病史：30 年来反复全身皮肤瘙痒，夜间加重，身热时加重，进食鱼虾蟹、牛肉等加重，曾服用抗过敏药物无效。

既往史：胃十二指肠溃疡病史多年，长期口服奥美拉唑等药物。

过敏史：进食鱼虾蟹等物会出现全身瘙痒。

体格检查：全身遍布抓痕，背部皮肤增厚粗糙。舌淡，苔白，脉弱。

辅助检查：无。

中医诊断：风瘙痒。

证候诊断：营卫不和。

西医诊断：瘙痒症。

处方：麻黄6g，桂枝6g，白芍10g，生姜10g，大枣10g，甘草6g，杏仁10g，蝉蜕6g，地肤子10g，生地黄15g，茯苓20g。每日1剂，水煎服，共7剂。

嘱食用水煮鹌鹑蛋，每日6~8枚。

1周后复诊：

证候：瘙痒减轻，舌淡，苔白，脉滑。

处方同前，共7剂。

共服用中药2周，后期继续服用鹌鹑蛋。1个月后瘙痒明显好转，但停食后有所反弹，遂间断服食鹌鹑蛋。

四、崩大碗单用能止血

崩大碗，又名积雪草、马蹄草、雷公根、蚶壳草、灯盏草、破铜钱、铜钱草、落得打，在广东又叫老公根、钱凿口、老耳等。性味归经：苦、辛，寒；归肝、脾、肾经。功效：清热利湿，解毒消肿。主治：湿热黄疸，中暑腹泻，砂淋血淋，痈肿疮毒，跌打损伤。

崩大碗，具有清热解毒之功效，其止血作用在文献中散落记载。据广东佛山地区过去民间习俗，每于酷暑季节，采鲜崩大碗叶捣汁冲入井水和红糖，在街上作为解暑清凉饮料销售。《生草药性备要》曰："治浊，散湿热毒，流水罩过，用姜醋拌食，又治小肠发痛，洗疮疥。"《岭南采药录》载其有"清暑散热"之功效。《岭南草药志》载其有"治肝脏肿大、肋膜炎、麻疹、百日咳……刀伤出血、老鼠或百虫咬伤"之功效。《上海常用中草药》载其有"治尿血"之功效。《湖南药物志》载其有"治腹痛吐泻、崩中、石淋"之功效。《福建中草药》有"治咯血、吐血、鼻出血，新鲜积雪草全草60~90g，水煎或捣汁服用"的记载。2010版《中国药典》："用于湿热黄疸，中暑腹泻，砂淋血淋，痈肿疮毒，跌打损伤。"《中华本草》记载其具有"清热利湿、活血止血，解毒消肿"之功效，用于发热、咳喘、肠炎、痢疾、淋证、尿血、鼻血、崩漏、外伤出血、蛇虫咬伤等。

由此可见，崩大碗具有止血功效，上治鼻出血、咯血，中治胃出血，下治尿血、便血、崩漏。本品性寒，清上中下三焦之火，适用于血热迫血妄行之出血，能起到清热止血之功效。寒性体质及虚寒型出血者慎用。

现代研究显示，积雪草主要化学成分为三萜类皂苷，如积雪草苷、羟基积雪草苷等。现代研究表明，积雪草及其提取物具有抗病原体、抗抑郁、抗胃溃疡、抗纤维细胞形成、抗肿瘤、利尿、保护肾功能、护肝等功效。其止血机制尚未见现代医学文献报道。在周围血管疾病方面，积雪草三萜类成分可以增加患者毛细血管的通透性，改善微循环，改善结缔组织血管壁功能，减轻踝部水肿，可以治疗静脉高血压。同时积雪草有调节静脉管壁成纤维细胞的作用，能增加胶原蛋白和组织蛋白的合成，刺激静脉壁周围胶原的重塑，可以用于治疗静脉功能障碍。

另有将积雪草苷用于制备防治冠心病、脑血栓形成等心血管疾病药物的报道，这是积雪草苷的又一新用途。周建燮等也有积雪草苷促进内皮细胞生长和内膜修复作用的研究，初步提示其具有治疗介入术后再狭窄的作用。

五、珍珠草治疗慢性肾炎

慢性肾炎常伴非肉眼血尿，部分患者常因无症状而忽视治疗。罗老以珍珠草治疗肾炎，认为其能抗炎、止血尿。

珍珠草又名叶下珠，《生草药性备要》记载，珍珠草性凉味甘苦，入肝、肺经，具有利湿退黄、清热解毒、明目、消积的功效。《纲目拾遗》云："味微苦，性凉，归肝、脾、肾经，功能为清热解毒、利水消肿、明目消积，主治……水肿、热淋、石淋……等证。"广州部队《常用中草药手册》："清肝明目，渗湿利水。治肾炎水肿，尿路感染，尿路结石。"《中药大辞典》："平肝清热，利水解毒。治……肾炎水肿，尿路感染。"《粤北草药》载其具有清肝明目、渗湿利水功效，用于治疗泌尿系感染、肾炎水肿等。

珍珠草的药理实验发现，其新鲜全草分离得到的没食子酸、醇提取物具有抗菌消炎作用，水提取物具有抗血栓作用。对肺炎克雷伯菌、金黄色葡萄球菌、大肠埃希菌具有较强的抑菌作用，其抗血栓作用可以明显改善慢性肾炎患者的血液高凝状态，减轻肾脏损害，从而减少血尿的发生。

珍珠草治疗慢性肾炎的机制主要可能是通过抗菌消炎、纠正高凝状态、改善机体免疫功能等环节减轻肾小球毛细血管病变，从而减轻慢性肾炎的临床症状。

珍珠草用法：①珍珠草治疗尿道炎：取珍珠草全草洗净阴干，日取 30～60 g 水煎服，另加大枣 6 枚，头煎空腹顿服，二煎代茶。②珍珠草治疗慢性肾盂肾炎：取全草 30～60 g，加大枣 6 个，水煎 2 次，初煎液 1 次空腹服，复煎液作茶饮，每日 1 剂。

六、龙眼壳消疹止痒

皮肤瘙痒是指无原发皮疹，但有瘙痒的一种皮肤病。皮肤瘙痒症属于神经精神性皮肤病，是一种皮肤神经官能症。可见于荨麻疹、夏季皮炎等患者。

龙眼为四大岭南佳果之一。龙眼肉可以治疗虚劳羸弱、失眠健忘、惊悸、恓忪以及脾虚泄泻、产后水肿等症。此外，龙眼壳、龙眼花和根均可以作为配伍的中药。罗老认为，龙眼壳对于治疗皮肤瘙痒症状，是一味良药。

中药记载，龙眼亦称桂圆，性温味甘，可益心脾，补气血，具有良好的滋养补益作用，可用于心脾虚损、气血不足所致的失眠、健忘、惊悸、眩晕等症。明朝药学家李时珍在《本草纲目》一书中写道："龙眼味甘，开胃健脾，补虚益智。"除外，龙眼之壳、核，俱是药中良剂。中药书记载，龙眼壳味甘苦、性温，具散风疏表、凉血清热、消疹止痒之功效，用以煎水外洗多种皮肤病，如荨麻疹、瘙痒症、夏季皮炎等，消疹止痒，功效不凡。如《纲目拾遗》记载："龙眼壳本黧黄色，闽人恐其易蛀，辄用姜黄末拌之令黄，且易悦目也。入药用壳，须洗去外色黄者。"

现代研究证实，龙眼壳水煎液外涂可治烫伤、皮肤过敏、痛疖，止痛定痛。从中医阴阳辨证分析，龙眼壳善清热，乃其炎热夏季结果，其味稍苦涩，具有清热之效。其散风之能，皆因其色黄而为肤之正色，故善渗于肌表，以皮治皮，以辛味而散风。其于夏季暑湿而龙眼果实成熟时作保护龙眼肉之用，故又可推知其必善祛湿。用本品煎水以外洗皮肤能治多种皮肤疾病，如荨麻疹、瘙痒症、夏季皮炎等。其既善散风解表又强于祛湿清热，故善消疹止痒之理不喻自明矣。

病案1

患者，性别：女　年龄：43岁

主诉：长期患有牛皮癣，瘙痒难忍，迁延难愈，经西医治疗，未见效果，半年前来寻求罗老诊治。

症见：遍身瘙痒，遍布抓痕，皮肤粗糙，多处皮肤增厚，或白色瘢痕，舌淡白，苔白，脉缓。

中医诊断：白疕。

证候诊断：脾虚湿蕴。

西医诊断：牛皮癣。

治则：祛湿止痒。

处方：党参15 g，白术10 g，茯苓20 g，甘草6 g，益母草30 g，荆芥15 g，防风15 g，地肤子15 g，白鲜皮15 g，蛇床子15 g，布渣叶15 g。水煎服，共7剂。

嘱患者取龙眼壳煮水后外洗。具体方法：干龙眼壳100 g浸泡2小时，煮沸后改文火继续煎煮约20分钟，放凉后擦洗患处，每日2次。

1周后复诊，皮肤瘙痒明显减轻，抓痕减少，皮肤较前光滑，继续中药内服，龙眼壳外洗。

病案2

患者，性别：男　年龄：50岁

主诉：于半年前患荨麻疹，风团遍体，痒不可忍。曾求诊于当地西医院，予以抗过敏治疗，内服药物均不效，又予苯海拉明肌注针剂，治疗后可使症状减轻或缓解，但不久复发如初，迁延难愈，遂来求诊罗老。

中医诊断：瘾疹。

西医诊断：荨麻疹。

治则：祛风止痒

处方：按上法取龙眼壳煮水泡浴，一次即见效，二、三次疹消痒止。

七、凤尾草合蜂蜜利湿止泻

用岭南随处可见的草药凤尾草煮水，加蜂蜜搅匀服下，可治急性胃肠炎引起的呕吐、腹痛、腹泻，服药一至二次即可见效。

凤尾草在岭南地区多见，农村房前屋后常自由生长，主要以其叶形和生态环境来命名，别名很多，如金鸡尾、鸡脚草、井栏边草等，是一种蕨类植物，属于凤尾蕨科、凤尾蕨属。学名 Pteris multifda poir。喜生长在荫蔽、湿润、温暖处。也耐旱，在南方冬季，石缝中生长的植株经一、二月干旱，仍不致完全枯死。主产于长江流域及以南各省、区，北方的陕西、河北、山东等省也有分布。

凤尾草以全草入药，性凉，味微苦，归肝、肾、大肠经，具有清热利湿、凉血止血、消肿解毒等功效，用于治疗痢疾、肠炎、黄疸型肝炎、吐血、便血、尿血等病症。

蜂蜜目前日常用以润肠通便、美白润肤、润燥止咳。而蜂蜜止泻的作用未见明确报道。明代医学家李时珍指出："蜂蜜入药之功有五：清热也；补中也；润燥也；解毒也；止痛也。生则性凉，故能清热。熟则性温，故能补中。甘而和平，故能解毒。柔而濡泽，故能润燥。缓可以去急，故能止心腹肌肉创伤之痛，和可以致中，故能调和百药，而与甘草同功。"

营养分析表明，蜂蜜中含有大约35%葡萄糖，40%果糖，这两种糖都可以不经过消化作用而直接被人体吸收利用。蜂蜜还含有与人体血清浓度相近的多种无机盐，还含有一定数量的维生素B_1、维生素B_2、维生素B_6、铁、钙、铜、锰、磷、钾等。蜂蜜中含有淀粉酶、脂肪酶、转化酶等，是食物中含酶最多的一种。能帮助人体消化、吸收和一系列物质代谢及化学变化。

蜂蜜中还含有丰富的镁。研究表明，镁对神经冲动的传导、血液的凝固过程都起重要的作用，它能缓和情绪、抑制疼痛、防止感染及减少经期失血量；

镁对大脑中枢神经具有镇静作用，能调节心理，消除紧张心理，减轻压力。

由此可见，蜂蜜对于腹泻的患者具有缓急止痛作用，通过补充无机盐、镁、消化酶从而调整肠道环境，达到止痛止泻的作用。

蜂蜜的气味芳香可口，从营养和保健价值来看，不仅是滋补、益寿延年之品，又是治病之良药，和凤尾草同用，起到抗炎、止痛、止泻之功效。

病案

患者，性别：女　年龄：40 岁

就诊日期：2018 年 4 月 21 日。

主诉：进不洁食物后腹痛、腹泻 1 天。

现病史：患者自诉进不洁食物后腹部绞痛难忍，伴腹泻水样便，臭秽，5 ~ 7 次，服用诺氟沙星片、黄连素片、腹可安、藿香正气丸等，未见缓解，仍时有腹部绞痛及腹泻。

既往史：无。

过敏史：无。

中医诊断：泄泻。

证候诊断：湿热下注。

西医诊断：急性胃肠炎。

处方：嘱以凤尾草 50 g，分 2 次煮水，药汁放凉后兑少许蜂蜜服用。

服一次后疼痛缓解，2 次后已无腹泻。

第二节　效方、经验药对

一、薏苡仁、车前子、木瓜、生姜排尿酸

中医学并无"高尿酸血症"等病名的记载，本病的中医病名属"历节病""痹证"范畴。《金匮要略》中"历节病"的症状特点为"疼痛如掣""脚肿如脱""不可屈伸"，与痛风性关节炎极为相似。病因多与"风、寒、湿"密切相关。罗永佳教授临床擅于使用"薏苡仁、车前子、木瓜、生姜"配伍验方治疗高尿酸血症。

有学者检索了万方数据库收录的中医治疗高尿酸血症的文献，对近10年中医处方用药频次进行统计分析，发现使用频率较高的药物有：薏苡仁44频次（排第2），车前子19频次（排第12），木瓜11频次（排第18）。

薏苡仁：中医认为薏苡仁属于利水渗湿药，有利水渗湿、健脾除痹、清热等作用。《神农本草经》："味甘微寒。主筋急，拘挛不可屈伸，风湿痹，下气。久服轻身益气。"《本草经疏》记载薏苡仁"能除湿……主筋急拘挛不可屈伸及风湿痹，除筋骨邪气不仁"。《本草纲目》："能去湿利水……利关节，除脚气，治痿弱拘挛湿痹，消水肿疼痛。"药理学研究发现薏苡仁有抗炎、镇痛、镇静作用。现代临床研究发现大量运用薏苡仁以淡渗利湿，促进尿酸的排除。

车前子：中医认为车前子属清热利湿药，有利水消肿的作用。《神农本草经》："车前子，味甘寒无毒。主气癃，止痛，利水道小便，除湿痹。久服轻身，耐老。"《别录》："男子伤中，女子淋沥，不欲食。养肺强阴益精。明目疗赤痛。"药理研究发现车前子有利尿作用，可增加动物的尿量，使尿中尿素氮、氯化钠和尿酸的排出也增多。车前子提取物能够降低高尿酸血症模型小鼠的血尿酸。抑制黄嘌呤氧化酶活性是其降低高尿酸血症小鼠血清尿酸水平的机制之一。

木瓜：中医认为木瓜有舒筋活络的作用，主治风湿痹痛、筋脉拘挛、脚气肿痛等，是治疗风湿痹痛的常用药。《别录》："主湿痹邪气，霍乱大吐下，转筋不止。"《食疗本草》："治呕脘风气，吐后转筋，煮汁饮之。"《本草拾遗》："下冷气，强筋骨，消食，止水痢后渴不止，作饮服之。又脚气冲心，取一颗去子，煎服之，嫩者更佳。又止呕逆，心膈痰唾。"药理研究发现木瓜能减轻关节炎症。有学者自拟葛蚕木瓜汤治疗痛风临床有效率达94%。

生姜：中医认为生姜具有散寒解表、降逆止呕、化痰止咳之功效。《本经》："去臭气，通神明。"《名医别录》："主伤寒头痛鼻塞，咳逆上气。"陶弘景认为其"归五脏，去痰下气，止呕吐，除风湿寒热"。药理研究发现，生姜

具有促进胃肠蠕动、提高机体免疫力等作用。

综上，四味药中，薏苡仁、车前子性偏寒，木瓜、生姜性偏温，寒热并用，既能散寒除痹，又能清热通淋、消肿，其中薏苡仁、生姜配伍能健脾，促进水湿运化，体现治本。可见，此药对符合高尿酸血症寒热虚实病机，可达到温通而不助热、清热利湿而不伤本的效果。现代药理研究表明方中的药物既有促进尿酸排出的作用，又有抑制尿酸形成的作用。

病案

患者，性别：男　年龄：63 岁

就诊日期：2019 年 12 月 3 日。

主诉：左足第一跖趾关节肿痛 1 个月。

现病史：患者自诉 10 年前曾有痛风性关节炎发作病史，后未曾复发。1 个月前吃完火锅后第 2 天出现左足第一跖趾关节肿胀、疼痛，服用秋水仙碱片后疼痛可减轻，后因在节假日时饮酒，疼痛加重。

体格检查：左足第一跖趾关节肿胀、压痛，皮温增高，舌质红，苔黄腻，脉滑。

既往史：无。

过敏史：无。

辅助检查：2019 年 10 月 4 日尿酸 410 μmol/L，肌酐 98.33 μmol/L。

中医诊断：痹症。

证候诊断：下焦湿热。

西医诊断：痛风急性发作。

治法：清热利湿止痛。

处方：黄芪 30 g，车前草 12 g，木瓜 12 g，薏苡仁 30 g，牛膝 15 g，萆薢 15 g，鸡内金 10 g，甘草 3 g，山楂 15 g，布渣叶 10 g，独活 15 g，延胡索 15 g。共 7 剂。

嘱中药煎剂加生姜 1 块，大小如核桃。

二诊：2019 年 12 月 10 日。

症状及体征：疼痛较前明显减轻，舌尖红，苔薄黄，脉细缓。

证候诊断：脾虚、湿热下注。

治法：健脾祛湿，活血通络止痛。

处方：党参 15 g，茯苓 15 g，白术 10 g，薏苡仁 30 g，车前草 15 g，木瓜 15 g，黄芪 20 g，苍术 10 g，黄柏 10 g，甘草 6 g，延胡索 15 g，独活 15 g，白芍 15 g。共 7 剂。

嘱中药煎剂加生姜 1 块，大小如核桃。

随访：1 周后关节已无疼痛，其后逢疼痛发作即服用前方，均能缓解。

二、"土地骨方"治疗风湿性关节炎、足跟痛

风湿性关节炎，中医属痹症，可分为风寒湿痹和风热湿痹两大类。痹证之所以缠绵日久不愈，皆由湿也。风寒热之邪可随时令而变，唯独湿邪，因系于地理环境，不随时令而变，南方人之痹证表现肢体筋骨、肌肉、关节酸痛、麻木、重着、屈伸不利，甚或关节肿大的居多，而游走为主症者较少。实为湿邪所累，表现为肢体沉重，筋骨肌肉麻木重着，关节酸痛、水肿、屈伸不利。

土地骨方由罗老家传。土地骨方：土地骨、猪苓各 15 g，苍术、黄柏各 10 g，桑枝、泽泻各 12 g 等。方中以土地骨、桑枝清热凉血止痛，黄柏、苍术清热燥湿，猪苓、泽泻利湿消肿，与桑枝合用祛风湿、通经络、利小便。盖肾为水脏，主关节，湿可伤肾，故方以泄肾水而通关节，使湿热之邪从小便而去。

土地骨方治疗风湿性关节炎，经临床验证，有效率达 90%。

病案

患者，性别：男　年龄：46 岁

患者 5 年前觉全身乏力，手足麻木，继而全身关节肿痛，屈伸困难。曾就医多处并住院 2 次，诊断为风湿性关节炎。经中西医抗风湿治疗，无明显效果，长期不能上班。来诊时需人扶行，四肢关节肿痛活动不利，尤以右肘腕关节肿痛较甚。伴心悸、烦躁、失眠，舌红、苔白厚，脉滑数。查血沉 90 mm/h，抗"O" 1100 U。治疗以土地骨方为基础，加入凉血通瘀等药，1 周后，心悸与关节肿痛减少，用前方加减继续治疗半年后，关节肿痛已基本消失。抗"O"和血沉恢复正常，并能坚持上班。

足跟痛（或骨刺）是痛在足后跟，太阳经络肾之经脉所过之处，临床上以肾阴不足、水亏火燥和湿热下注者居多，常伴有足跟附近水肿。治疗上虽仍以清热祛湿通络之法为主，但要配以滋肾养阴为用。其步骤当是先清后养，即先用清热祛湿通络之药以消肿止痛，待肿消及痛减后继服滋肾养阴之药以养肾健骨。常将土地骨方与六味地黄汤（或重用一、二味补肾药）合用。实践证明，此方使用多年，治效尤佳。

三、酸枣仁、麦冬、五味子、延胡索治失眠

失眠是指患者对睡眠时间和（或）质量不满足并影响日间社会功能的一种主观体验。常见入睡困难，睡眠质量下降和睡眠时间减少，记忆力、注意力下降等。

中医认为，失眠是由于情志、饮食内伤，病后及年迈，禀赋不足，心虚胆

怯等病因，引起心神失养或心神不安，从而导致经常不能获得正常睡眠的一类病证。多为情志所伤、饮食不节、劳逸失调、久病体虚等因素引起脏腑功能紊乱、气血失和、阴阳失调、阳不入阴而发病。病位主要在心，涉及肝胆脾胃肾，病性有虚有实，且虚多实少。治疗以补虚泻实、调整脏腑阴阳为原则。实证泻其有余，如疏肝泻火、清化痰热、消导和中；虚证补其不足，如益气养血、健脾补肝益肾。在泻实补虚的基础上安神定志，如养血安神、镇惊安神、清心安神。

罗老在辨证的基础上常以酸枣仁、麦冬、五味子、延胡索药对治疗失眠，取麦冬、五味子 2∶1 的比例，并称之为"安神 4 味"。

酸枣仁，《本经疏注》云："湿痹，烦心不得眠，烦渴，补中，益肝气，坚筋骨，助阴气，令人肥健，久服安五脏、轻身、延年。"《本草经解》记载："枣仁同茯神、远志、麦冬、石斛、五味、桂圆肉、人参，治惊悸。"《本草思辨录》有云："酸枣仁自当为心肝脾三经之药。心得之则神安，肝得之则魂藏，脾得之则思靖，其治不得眠，尚有何疑。"

麦门冬，《神农本草经》："味甘，平。久服轻身，不老，不饥。"《本经疏注》中描述麦冬："强阴，益精，消谷调中，保神，定肺气，安五脏。"

五味子，《神农本草经》云："味酸，温。主益气；咳逆上气；劳伤羸瘦，补不足；强阴，益男子精。"

延胡索，《本草经解》记载："为末酒服，治胃脘痛及下利腹痛。"《汤液本草》记载："治心气痛、小腹痛，有神。"《本草求真》记载："以其性温，则于气血能行能畅，味辛则于气血能润能散，所以理一身上下诸痛，往往独行功多。"

从以上本草学著作上不难发现，酸枣仁、麦冬、五味子均有安五脏、强阴作用。从阴阳角度来说，凡是沉静、抑制、向下、寒凉、晦暗、凝聚、闭合的均归属于阴的范畴。这三味药大都入心、肝经，心藏神，主司意识、思维、情志等精神活动；而肝主疏泄，具有调畅情志的作用。三药通过调节心、肝功能从而达到镇静作用。延胡索活血散瘀、行气止痛，合三药共治失眠之上下气血失调。

药理研究也证实了上述各药的镇静安神作用。酸枣仁－五味子药对醇水双提取物具有一定的镇静催眠作用，其机制可能与调节单胺类神经递质有关。酸枣仁总生物碱具有明显镇静作用，且能对抗士的宁引起的小鼠惊厥作用。单用麦冬对小鼠具有良好的镇静功效，麦冬与艾司唑仑联用对小鼠的镇静催眠作用更加明显，并可减少艾司唑仑用量。麦冬与戊巴比妥钠、氯丙嗪有协同作用，能拮抗咖啡因的兴奋作用，还能轻度对抗回苏宁引起的惊厥作用。北五味子水提取物具有明显的镇静催眠作用，并对剂量呈现一定依赖性。普遍认为延胡索镇痛的主要活性物质是生物碱，其中延胡索乙素作用最强，延胡索乙素即临床常用的镇痛药物。《中药大辞典》记载，延胡索有催眠、镇静与安定作用。延胡索乙素，对兔、犬及猴均有镇静催眠作用，其机制大概是通过止痛从而达到镇静作用。

病案 1

患者，性别：男　年龄：35 岁

初诊日期：2020 年 5 月 12 日。

主诉：失眠 1 年。

现病史：患者自诉近 1 年来失眠，入睡困难，睡眠浅，汗多，精神疲倦，脱发，纳可，小便正常，大便秘结。舌淡，苔白，脉弦细。

既往史：无。

过敏史：无。

辅助检查：测得空腹血糖 6.46 mmol/L。

中医诊断：不寐。

证候诊断：肝气郁结、肝肾不足。

西医诊断：睡眠障碍。

治法：疏肝清热、滋肾安神。

处方：柴胡 10 g，白芍 15 g，麦冬 20 g，五味子 10 g，山萸肉 10 g，淮山 15 g，酸枣仁 20 g，柏子仁 20 g，草决明 20 g，旱莲草 15 g，女贞子 10 g，郁金 10 g，枸杞子 10 g。共 7 剂。

二诊：2020 年 6 月 2 日。

症状及体征：睡眠质量较前有所改善，仍汗多，大便秘结好转。

治法：疏肝健脾，养心安神兼敛汗。

处方：柴胡 10 g，党参 15 g，茯苓 10 g，白术 10 g，枣仁 20 g，麦冬 20 g，五味子 10 g，淮山 15 g，浮小麦 30 g，甘草 3 g，山萸肉 10 g，延胡索 10 g。共 7 剂。

三诊：2020 年 6 月 9 日。

症状及体征：睡眠质量明显改善，已趋正常。大便正常，汗多较前稍缓解，脱发好转。舌淡，苔白，脉弦。

处方：党参 15 g，白术 10 g，茯苓 15 g，淮山 20 g，黄芪 15 g，玉竹 20 g，五味子 10 g，山萸肉 10 g，麦冬 20 g，酸枣仁 15 g，柴胡 10 g，甘草 3 g。共 7 剂。

心得：患者工作压力大，平素焦思忧虑，肝气郁结，肝火上扰，故而失眠。方中以酸枣仁、麦冬、五味子、延胡索为主药，柴胡、白芍调和肝气，后以四君子健脾收功，药味平和，组方明确简洁。而旱莲草的药理研究证实，其对小白鼠的镇静及镇痛作用非常显著，可临证时选用。

病案2

患者，性别：女　年龄：74 岁

初诊时间：2015 年 8 月 11 日。

主诉：失眠 10 余年。

现病史：患者在被狗咬伤后出现失眠，难入睡，易醒，睡眠不宁，腰酸软不适，乏力。多汗，精神疲倦。

体格检查：舌红，苔白，脉弦细。

中医诊断：不寐。

证候诊断：虚火扰心。

治法：引火归元、安神定志。

处方：熟附子 10 g，肉桂 10 g，酸枣仁 20 g，五味子 10 g，麦冬 20 g，延胡索 15 g，茯神 15 g，淫羊藿 15 g，补骨脂 15 g，甘草 3 g，柏子仁 30 g，太子参 10 g。共 5 剂。

复诊：2015 年 9 月 29 日。

症状及体征：失眠、精神疲倦，腰酸明显好转，舌红，苔薄白、脉弦滑。

证型：肝火上亢，热扰心神。

治法：清心安神。

处方：天麻 10 g，钩藤 15 g，杜仲 15 g，菊花 10 g，白芷 10 g，酸枣仁 20 g，麦冬 20 g，五味子 10 g，延胡索 10 g，柏子仁 30 g，柴胡 10 g，甘草 3 g，白芍 15 g。共 7 剂。

三诊：2015 年 10 月 20 日。

症状及体征：3 剂后失眠神疲明显好转，停药后再次出现失眠、身体疲乏，口干，舌红、苔薄黄、脉弦数。

证型：肝火扰心。

治法：清肝安神。

处方：柴胡 10 g，白芍 10 g，石斛 10 g，沙参 10 g，玉竹 15 g，麦冬 20 g，五味子 10 g，酸枣仁 20 g，桑葚 12 g，延胡索 10 g，柏子仁 30 g，生地黄 15 g，郁金 10 g。共 5 剂。

心得：肾在志为恐。患者年过 70，气血不足，肝肾亏虚。初诊时因受惊吓出现失眠，集合患者腰酸、汗多等肾虚情况，考虑病位在肾，出现虚火上扰，故以安神 4 味加附子、肉桂补肾，引火归元。服药后患者肾虚症状明显好转。1 个月后复诊出现肝肾不足，肝火上扰，以安神 4 味加天麻、杜仲、钩藤、菊花补肝肾、祛风清热，柴胡、白芍调肝，故服药后失眠明显好转。停药后仍有反复。故三诊以安神 4 味加石斛、沙参、玉竹、生地黄，加强养肝阴，柴胡、白芍调肝，阳入阴得藏则神安。

四、补骨脂、山药治疗结肠炎

慢性结肠炎是一种慢性、反复性、多发性以结肠、乙状结肠和直肠为发病部位的肛肠病。临床上一般分为两大类，即特异性结肠炎和非特异性结肠炎。而慢性非特异性溃疡性结肠炎是一种原因不明的慢性结肠炎，以溃疡为主。临床以腹痛、腹泻、黏液脓血便、里急后重、大便次数增多、不成形、粪质稀薄迁延不愈超过 3 周和反复发作为特点。本病属于中医学"泄泻""肠澼""肠风""痢疾""五更泻"等范畴。中医认为此病病位主要在大肠及脾胃，但常会侵犯肝肾，多以本虚标实为主，脾肾阳虚为本，湿热瘀阻为标。

罗老临证时多喜用补骨脂联合山药培补脾肾，治疗脾肾阳虚为主的慢性结肠炎。究其原因可从补骨脂、山药各自专长功效优势，以及两者联合运用所发挥的协同作用中窥探知悉。

补骨脂，又名破故纸，《本草经疏》谓其"能暖水脏，阴中生阳，壮火益土之要药也。"清代医家陈士铎编著《本草新编》里言"不知补骨脂，非治泻之药，不治泻而治泻者，非治脾泄，治肾泄也。肾中命门之火寒，是脾气不固，至五更痛泻者，必须用补骨脂，以温补其命门之火，而泻者不泻矣。"黄元御在《玉楸药解》里言补骨脂"温暖水土，消化饮食，升达脾胃，收敛滑泄、遗精、带下、溺多、便滑诸证。"《药性论》则谓其"主男子腰疼，膝冷囊湿，逐诸冷痹顽，止小便利，腹中冷。"现代名医焦树德认为，补骨脂主要功用为补肾阳，固下元，暖脾胃，止泄泻，常配合肉豆蔻、五味子、吴茱萸，组合成为四神丸，治疗脾肾两虚的五更泻。现代药理研究证实，补骨脂具有止泻、抗菌、抗肿瘤、抗氧化、抗抑郁、增强免疫功能等多重功效。

自古以来被视为物美价廉的补虚佳品——山药，别名薯蓣，在《神农本草经》中被列为上品之药，谓"山药味甘温，补虚羸，除寒热邪气，补中，益气力，长肌肉，久服耳目聪明，轻身，不饥，延年。"《本草纲目》概括了山药的五大功用，即"益肾气，健脾胃，止泻痢，化痰涎，润皮毛"，可治疗脾胃虚弱、泄泻、体倦、食少、虚汗等病症。张景岳认为山药"健脾补虚，涩精固肾，治诸虚百损，疗五劳七伤。"他所创制的大补元煎、左右归丸等方，均取山药为主药。张锡纯说："山药之性，能滋阴又能利湿，能滑润又能收涩。是以能补肺、补肾兼补脾胃。"他治虚劳的第一张方资生汤，主要就是山药。再如他治疗泄泻的薯蓣粥，也是以山药为主药。龚居中在《红炉点雪》中说山药"以脾实则能运化水谷之精微，归肾脏而充精气，故有补土益水之功也。"由此可见山药是补脾的要药。山药可分淮山药和怀山药。怀山药者，系指怀庆府，产自河南焦作，是"四大怀药"之一，是道地药材，治病效果最好。淮山药者，指淮河流域即河南、江苏一带所出产者，质量较好。现代药理实验表明山药具有显著的调节脾胃、调节免疫、降血糖、降血脂、抗氧化、抗衰老、抗肿瘤等诸多作用。

补骨脂与山药，无论从中医功效还是现代医学药理实验均表明有显著止泻、调节脾胃、增强免疫功能，两者联合使用对于脾肾阳虚型结肠炎有确切疗效，绝大多数医家认为慢性结肠炎发病原因之一为肾阳不足，命门火衰至火不温土，食入于胃，不得运化，生化无源，精微下迫，且肾阳亏虚，阳不化气，则作泄泻，故用四神丸温肾健脾，固肠止泻，还可合参苓白术散、香砂六君子汤、附子理中汤等加强健脾温肾之功效，进而提高临床疗效，使患者收获满意效果，如患者年老体弱，脾肾亏损严重，可重用补骨脂、山药，剂量可加至 30 克。

病案

患者，性别：女　年龄：60 岁

就诊日期：2020 年 4 月 21 日。

主诉：腹胀、腹泻 10 余年。

现病史：患者自诉近 10 余年来反复出现夜间腹胀、腹泻，间有腹痛，每晚解稀样便 2 次，有时甚至 4～5 次，睡眠质量差，夜尿多，纳可，平素怕冷，吃水果、生冷食物即腹泻。精神差。

既往史：无。

过敏史：无。

辅助检查：自诉曾做结肠镜检查未见异常。

中医诊断：泄泻。

证候诊断：脾肾阳虚、寒湿。

西医诊断：慢性结肠炎。

治法：温补脾肾、涩肠止泻。

处方：补骨脂 20 g，淮山 20 g，黄芪 15 g，党参 15 g，益智仁 10 g，大腹皮 10 g，五味子 10 g，石榴皮 15 g，覆盆子 15 g，白芍 15 g，甘草 3 g，肉豆蔻 10 g。共 7 剂。

二诊：2020 年 4 月 28 日。

症状及体征：大便次数较前减少，每日 2 次，大便溏，无腹痛、腹胀。舌淡，苔薄白，脉弦细。

治法：温补脾肾、利湿、涩肠止泻。

处方：淫羊藿 15 g，补骨脂 20 g，淮山 20 g，白芍 15 g，甘草 6 g，肉豆蔻 15 g，大腹皮 15 g，芡实 10 g，党参 15 g，石榴皮 15 g，香附 10 g，地榆 10 g。

共 7 剂。

三诊：2020 年 5 月 26 日。

症状及体征：大便已成形，每日 1 ~ 2 次，尿频，无尿急、尿痛。

治法：温补脾肾。

处方：熟附子 10 g，补骨脂 30 g，淮山 20 g，白芍 20 g，甘草 6 g，肉桂（焗）10 g，肉豆蔻 15 g，干姜 10 g，陈皮 15 g，五味子 10 g，吴茱萸 10 g，黄芪 15 g。共 3 剂。

四诊：2020 年 6 月 9 日。

症状及体征：患者大便基本恢复正常，无腹胀、腹痛，无尿频。舌淡，苔薄白，脉细。

治法：温补脾肾。

处方：熟附子 10 g，补骨脂 30 g，淮山 30 g，肉桂（焗）10 g，肉豆蔻 15 g，陈皮 10 g，黄芪 15 g，吴茱萸 10 g，白芍 20 g，甘草 6 g，合欢皮 15 g，茯神 15 g，干姜 10 g，地榆 15 g。共 3 剂。

心得：夜间腹胀、腹泻，平素怕冷，吃水果、生冷食物即腹泻，属脾肾阳虚，故以四神丸为主，重用补骨脂、淮山，初以温脾肾利湿，后以温脾肾止泻，其中吴茱萸温中散寒，肉豆蔻、五味子收涩止泻，附子、炮姜温补脾肾。

第四章

各病论治

罗教授常说："医学是一门广博高深的学问。但医者贵在于能从广博高深之中阐发其精华，由博返约，执简驭繁。"在业医中积数十年经验，在传承家传经验与传统理论基础上，提出"病症结合""分期而治"等独具个人见解之经验，既为实践之概括，又为后学之津梁。

一、腰腿痛

腰腿痛多因扭闪外伤、慢性劳损及感受风寒湿邪所致。轻者腰痛，经休息后可缓解，再遇轻度外伤或感受寒湿仍可复发或加重；重者腰痛，并向大腿后侧、小腿后外侧及脚外侧放射，转动、咳嗽、喷嚏时加剧，腰肌痉挛，出现侧弯。直腿抬高试验阳性，患侧小腿外侧或足背有麻木感，甚至可出现间歇性跛行。

腰腿痛主要是由椎间盘突出、骨质增生、骨质疏松、腰肌劳损、风湿和类风湿性关节炎等炎症、肿瘤、先天发育异常等诱发。以 25~50 岁长期体力劳动或长期久坐人群为多发。

罗永佳教授从医 56 年，家学渊源深厚，其外祖父何竹林为南粤名医，其独到的正骨手法、夹缚技术及治伤方药"驳骨散"在南方享有盛誉。其父罗广荫精研风湿肿痛诸症，对治疗风湿性关节炎、类风湿关节痛、坐骨神经痛、足跟痛诸症经验甚丰。

（一）湿痹

罗老认为，南方之痹，重在湿邪。中医认为腰腿痛多因风寒湿热引起，但广东地属南方，夏天时长且地卑多湿热，痹症多以风湿热邪为患，冬天时短，阴寒湿冷之气，亦可罹病。但湿热痹与寒湿痹皆离不开湿邪所袭，实与所处的地理环境有关，故广东患者的表现以肢体筋骨、肌肉、关节酸痛、麻木、重着、屈伸不利、关节肿大居多，实为湿邪所累。湿性黏滞缠绵，痹症日久不愈，亦均与湿邪相关。故罗老家父从"因地制宜"和执简驭繁考虑，自拟出祛湿通痹之"土地骨方"，并以此方为主方。该方于早年经所任单位临床验证，治疗有效率达90%。

"土地骨方1"：地骨皮15 g，桑枝30 g，泽泻12 g，苍术10 g，黄柏10 g，独活10 g，牛膝12 g，生薏苡仁12 g，威灵仙12 g，豨莶草12 g，甘草6 g。

方中以土地骨、桑枝清热、祛风止痛，黄柏、苍术清热燥湿，生薏苡仁、泽泻利湿消肿，威灵仙、豨莶草与桑枝合用祛风湿、通经络、利尿、镇痛。盖肾为水脏，主关节，湿可伤肾，故方以泄肾水而通关节，使湿热之邪从小便而去。

在加减运用上，偏寒者去桑枝，加入桂枝、祈艾、川芎、当归以温散寒邪，祛风通络。下肢肿者加苍术、黄柏。腰痛甚者加狗脊、牛膝、续断。肾虚加杜仲、菟丝子。肝肾亏虚加杞子、熟地黄。痛在上肢用钩藤、防风、羌活。痛在下肢加独活。体虚气弱者加黄芪、党参。因阻滞气机，湿热蕴结，聚而成瘀者，可致关节变形、屈伸不利、肌肉痿软无力，加桃仁、红花、丹参。重者加虫类药如祈蛇、乌梢蛇、白花蛇、地龙干、全蝎、土鳖等搜风、通痹。四肢痛甚者酌加藤类药如银花藤、络石藤、宽筋藤、海风藤、鸡血藤等活血祛风、通络止痛。

土地骨，现代药名枸杞根，为茄科植物枸杞的干燥根。与中药地骨皮有所不同。性味甘、淡、寒。有祛风、清热之功能，用于关节疼痛、低热。

现代药理研究发现枸杞根具有降血糖、降血压、调血脂、解热镇痛、抗自由基的作用。作为一味传统中药，其临床应用历史已相当久远。《证类本草》曰："补疽；地骨，去骨热消渴。"《食疗本草》："治金疮。"《本草别说》："治满口齿有血。"《本草纲目》载："去下焦肝肾虚热。"《神农本草经》："主五内邪气、热中、消渴、周痹……"《本草纲目》："去骨热消渴（孟诜）；解骨蒸肌热消渴，风湿痹，坚筋骨，凉血（元素）。"这些记载均提到土地骨能治疗风湿痹，周痹，坚筋骨。

研究表明，枸杞根主要化学成分为生物碱类、有机酸类、蒽醌类和苯丙素类等。现代药理学研究表明，枸杞地下部分的提取物具有抗炎活性。并对云南枸杞干燥根部酰胺类化学成分进行了系统分离鉴定研究，经过对分得的酰胺类化合物进行体外抗炎活性的筛选，发现化合物4、6、7和12具有明显的抗NO释放活性。

至于用土地骨之溯源，可追及罗老的曾祖父，其曾祖父在新中国成立前是广东南海、广州一带的民间医者，因善治当时社会上的"苦力"（专门从事搬运、拉黄包车的体力劳动者常患关节肿痛）而闻名，其处方以土地骨为主药。

后传承至罗老父子两代。

罗老在继承家父多年经验的基础上，对冬天发病所见于肢体关节冷痛和老年体虚的慢性痹症的患者在"土地骨方1"的基础上增拟治风寒湿痹、久痹之"土地骨方2"，以治腰腿疼痛诸症。

"土地骨方2"，寒湿痹或久痹基本方：地骨皮20g，桂枝10g，黄芪15g，防风12g，杜仲15g，牛膝10g，苍术10g，黄柏10g，生薏苡仁30g，独活10g，威灵仙12g，甘草6g。

"土地骨方2"方中以土地骨祛湿止痛，四妙丸之黄柏、苍术、牛膝、生薏苡仁清热利湿，合防风、威灵仙祛风除湿，独活行湿散寒止痛，牛膝活血通经络，桂枝、北芪益气、温经通络，助阳散邪。方中寒热并用，使郁阻之湿邪经发散、通利而出。

病案

患者，性别：女　年龄：41岁

主诉：双手指关节疼痛2年。

现病史：双手指关节疼痛，无明显关节肿胀变形，疼痛遇寒加重，恶风寒，胃纳一般，月经正常。舌淡，苔白，脉弦紧。

既往史：无。

过敏史：无。

辅助检查：就诊前1个月抗"O"、类风湿因子、C-反应蛋白、尿素、肌酐未见异常。

中医诊断：痛痹。

证候诊断：寒湿痹阻。

西医诊断：关节炎。

治法：祛风除湿、通络。

处方：土地骨20g，桂枝10g，玉竹20g，豨莶草10g，白芍20g，甘草9g，制乌药10g，牛膝15g，黄芪15g，防风10g，白术10g，地龙10g。共7剂。

复诊：

症状及体征：服药后关节疼痛减轻，腰酸不适。舌苔暗淡，苔白，脉紧。

证候诊断：寒湿痹阻。

治法：健脾养血、祛湿通络。

处方：土地骨15g，桂枝10g，制乌药10g，黄精10g，熟地黄10g，豨莶草10g，杜仲10g，党参10g，白术10g，黄芪15g，防风10g。共4剂。

三诊：

症状及体征：疼痛明显好转，腰部沉重不适，身体有困重感。舌淡胖，苔白腻，脉沉。

证候诊断：脾虚湿重。

治法：健脾祛湿。

处方：土地骨 20 g，桂枝 10 g，乌药 15 g，黄芪 20 g，薏苡仁 30 g，白术 15 g，党参 10 g，泽泻 15 g，苍术 10 g，黄柏 10 g，威灵仙 10 g，甘草 9 g，猪苓 30 g。共 4 剂。

用药后症状消失。

心得：此患者寒湿症状明显，关节疼痛遇寒加重，故治疗以除湿通络为先导，以土地骨为主药。患者久病，后期以黄芪益气通络，合四君子汤健脾除湿开痹。

（二）筋痹

痹症中的筋痹指坐骨神经痛，以腰腿放射性疼痛、痉挛性疼痛为主要表现。坐骨神经痛是指坐骨神经通路及其分布区的疼痛综合征，即疼痛位于臀部、大腿后侧、小腿后外侧和足外侧。按病因分为原发性坐骨神经痛和继发性坐骨神经痛，前者即坐骨神经炎，临床上少见，往往与体内感染源有关；继发性坐骨神经痛，最常见的病因是腰椎间盘脱出，还有椎管狭窄、肿瘤、结核、妊娠子宫压迫、蛛网膜炎等。坐骨神经痛以腰腿放射性疼痛、痉挛性疼痛为主症，属"筋痹"范畴，是风寒湿邪侵入肌肉筋络，致气血失荣，筋脉挛急，屈伸不利，麻痹酸痛。

罗老认为，筋痹之病，重在柔肝。因肝在体合筋，如《素问·六节藏象论》："肝者，其充在筋。"筋的含义，主要包括有收缩功能的肌肉和有传导支配作用的条索样组织（如神经）。《素问·痿论》："宗筋主束骨而利机关也""肝主身之筋膜"。筋束骨，系于关节，维持正常的屈伸活动，依赖肝血的濡养。肝主藏血，《素问·五脏生成》："肝受血而能视，足受血而能步，掌受血而能握，指受血而能摄""筋痹不已，复感于邪，内舍于肝""肝者，筋之合也……故脉弗荣则筋急"。《伤寒论》："若厥愈足温者，更作芍药甘草汤与之，其脚即伸。"以芍药甘草汤舒筋止痛。

罗老自拟加味芍药甘草汤，方中以白芍、甘草、生地、玄参、土地骨、牡蛎、麦冬、丹皮为主，随证加减，以柔肝止痛。方中重用白芍（30 g），生地（30 g），玄参（25 g），甘草（10 g），以养肝柔肝。对于肝阴不足型者尤为显效。方中重用白芍，因其具有"养血柔肝、平肝止痛"之功效。

本病虽有寒热之分，但我国南方气候温暖潮湿，属风寒者较少，属风热者较多。治疗时必须注意祛风湿，通络药不宜多用辛燥。除外应该注意情绪和饮食，切忌急躁和乱发脾气，否则肝火内动，疼痛增加；并主张注意饮食宜忌，避免温补燥热，以防燥而伤筋。方中虽无止痛之品，但使用经年，其效如响。

病案

患者，性别：女　年龄：56 岁

主诉：腰腿痛 10 余年。

现病史：近 10 余年来患者腰部胀痛，伴左下肢麻木，弯腰提物疼痛加重，坐起时腰部疼痛明显。无口干、口苦，饮食可，睡眠尚可，二便正常。舌淡红，苔薄白，脉沉。

既往史：无。

过敏史：无。

辅助检查：腰椎 X 线片提示腰椎间盘突出。

中医诊断：筋痹。

证候诊断：肝肾亏虚、湿邪入络。

西医诊断：腰椎间盘突出症。

治法：补肾柔肝，除湿止痛。

处方：黄芪 20 g，白芍 20 g，甘草 6 g，玉竹 15 g，杜仲 15 g，续断 15 g，补骨脂 10 g，黄精 15 g，当归 15 g，豨莶草 10 g，鹿蹄草 10 g，薏苡仁 30 g。共 7 剂。

二诊：

症状与体征：患者腰腿痛较前明显减轻，舌淡苔薄，脉沉。

治法：补肾柔肝、利湿养筋。

处方：黄芪 20 g，杜仲 15 g，续断 15 g，独活 10 g，白芍 20 g，甘草 6 g，鸡血藤 30 g，黄精 15 g，补骨脂 15 g，土地骨 20 g，牛膝 15 g，狗脊 10 g。共 7 剂。

1 周后腰痛症状明显减轻，麻木缓解。

二、不孕不育

不孕/不育症指婚后夫妇同居 1 年以上，配偶生理功能正常，未避孕而未受孕者，或曾生育过，未避孕又 1 年以上未再受孕者。

不孕不育原因很多，男女双方都有关系。男性不育，主要是生精障碍与输精障碍，如精液异常、活动力减弱、形态异常、免疫因素、炎症因素、性功能异常、精索静脉曲张等。女性不孕，有外阴阴道因素、宫颈因素、子宫因素、输卵管因素、卵巢因素、卵泡未破裂、卵巢无排卵及精神因素。其中除了因解剖生理方面的缺陷以外，丘脑－垂体－性腺轴的内分泌系统调节功能失调，导致促性腺激素分泌不足等为重要原因。

现代医学把夫妇一方或双方有先天或后天解剖生理方面的缺陷，无法纠正而不能妊娠者，称为绝对不孕/不育症，药物治疗难以奏效。若夫妇一方或双方因某种原因阻碍受孕，导致暂时不孕，称为相对不孕/不育症。临床上，中医对这类不孕/不育症的治疗效果较为理想。

祖国医学谓"肾主生殖"，认为肾气充盈－天癸－冲任－胞宫之间功能正常，是受孕的基础。不孕不育，常与肾虚、肝失疏泄、气滞血瘀有关。

肾藏精，主生殖，肾气旺盛，精血充盈，冲任通盛，月经按时来潮，两精相合始能生子。若先天不足，或房劳过度，久病耗伤，致肾气虚弱，精血不足，冲任亏虚，温煦无权，则胞宫虚寒不能摄精成孕。

肝主疏泄，疏通气机，气机条畅，冲任调和，胞脉得养，故能受孕。若情志抑郁，疏泄不畅，气血失和，冲任失调，月经不期，则不能成孕。

临床上见于月经不调、子宫发育不良、输卵管不通，附件炎症、多囊卵巢综合征等则多兼气虚血瘀。

（一）女性不孕，分期调经

在治疗不孕症时，辨治重点在肾，既重在保护精血，又顾护阳气（即氤氲之气）。只有精血充足才能摄精成孕，保护氤氲之气，才有孕育之机。除了补肾外，有血瘀症时，还要疏肝理气、活血化瘀，气机畅通、冲任得养方能受孕。

看来，中医谓"肾主生殖"，即肾－天癸－冲任－胞宫的理论，揭示出了女性的生殖、生长、发育、月经、妊娠的整个生理功能。而现代医学的"丘脑－垂体－卵巢轴"的内分泌系统调节功能同样也可以解释为是用来控制女性发育、正常月经和性功能的。丘脑－垂体－卵巢轴的功能发育、成熟和衰退的过程，影响着正常月经的发生和周期性变化、排卵、受孕，即与妇女生理周期有密切关系。可以认为，两者的理论可互为引证。所以不孕症的治疗，从中西医理论出发，根据女性生理周期的演变规律（即月经期、经后期、经间期、经前期四期）而采用"分期辨证"方法调治。

四期疗法如下。

（1）月经期（月经的第1～第4天）：肾主月事，决生殖，肝主疏泄，司调节，气血和，经行畅顺。如月经能如期而至，待以日后阴阳相合而孕育新生命。故月经失调者先调月经。

治则：养肾疏肝，调理冲任。

处方：柴胡、香附、甘草、淫羊藿、补骨脂、当归、熟地、白芍、川芎。

经来以通为用，故以柴胡、香附、川芎为主药，以疏通气机，使气机条畅，冲任调和，以四物养血活血，辅以淫羊藿、补骨脂补肾。

加减：月经先期，经色鲜者多为阴虚血热，可加女贞子、旱莲草、丹皮、知母、赤芍、地骨皮、栀子等。月经后期，色淡暗者多为阳虚血寒，可加杜仲、肉桂、附子。精神烦扰者加郁金、百合、菖蒲、枣仁、麦冬等。经痛者以延胡、益母草、丹参、牛膝化瘀止痛。

（2）经后期（月经的第5～第13天）：为卵泡间期，卵泡为肾精，精者属阴，阴精得荣，始能阴阳交合。补肾之中药有类性激素样作用，有利于卵泡发育。

治则：滋阴补肾，益气养血。

处方：旱莲草、女贞子、当归、熟地、白芍、川芎、益母草、淫羊藿、补骨脂、党参、黄芪、白术、茯苓、蛇床子、山萸肉、制首乌、黄精、枸杞子等。

《冯氏锦囊》："能满者，阴也，血也。故满者以时而溢，谓之信。"经后期则以滋阴养血为主，以弥补体内阴血的流失，为身体储备足够的血液，为下一次的月经做好充分的准备。故以四物、四君子汤气血双补，使滋补时不至于太过滋腻，稍予以补肾阴和肾阳，用药方面可辨证选用山萸肉、制首乌、黄精、枸杞子滋补肾阴，淫羊藿、补骨脂、蛇床子补肾阳。

加减：痰湿盛者加陈皮、神曲、桔梗、薏苡仁。血瘀盛者加红花、丹参、桃仁。

（3）经间期（月经的第14～第15天）：为排卵期，中医称经间期为氤氲期，即"氤氲之候"，正是种子之时。故宜调养气血，壮阳益阴，肾精充足，推动卵子成熟、排出，方得阴阳合而孕育新生命，并为"种子"提供着床孕育基地。若肾虚精气不足难以摄精成孕，甚或胎失温养。

治则：壮阳益阴，种子育胎。

处方：熟地、山药、山茱萸、菟丝子、枸杞子、鹿角胶、杜仲、当归、巴戟天、淫羊藿、肉苁蓉、补骨脂、女贞子、黄芪、党参。

经间期则以肾阴阳双补为大法，方选左归丸合右归丸温补肾阳、填精益髓，辨证选用肉苁蓉、补骨脂补脾肾，女贞子养阴益肾、平肾火，北芪、党参益气健脾。痰湿盛者加陈皮、神曲、桔梗、薏苡仁。血瘀盛者加红花、丹参、桃仁、莪术。

（4）经前期（月经周期的第15～第28天）：为排卵后至黄体期，排卵期后可静候期果，若已有孕，无不适者无须服药，体虚者养气血、固肾气以安胎。未孕者可继续补肾精以培元，因不孕之症莫能立竿见影故也。

治则：育胎培元。

处方：当归、熟地、白芍、川芎、淫羊藿、阿胶、续断、补骨脂、桑寄生、黄芪、菟丝子、杞子、砂仁、炙甘草。

经前期以固肾育胎为主，在滋补肾阴肾阳的基础上以杜仲补肝肾安胎、桑寄生养血安胎，湿阻寒凝者加砂仁行气和中而安胎。

（二）男性不育，重在疏导

在不育夫妇中，大约40%是男方原因。

《医述》："男不能生子者有六病，六病维何？一精寒，二气衰，三精少，四痰多，五相火盛，六气郁。……故精寒者温其火，气衰者补其气，痰多者消其痰，火盛者补其水，精少者益其精，气郁者舒其气，则男子无子者可以有子，不可徒补其相火也。"

肾虚是男性不育的主要病理机制，肾气的盛衰体现了机体主要内分泌功能的状态及体质的状况，是主导生育能力的核心因素。

男子不育，以肾虚为本源，平素宜修身养性，韬光养晦，助孕期则重在疏导。《冯氏锦囊》："冲为血海，诸经朝会。男子则运而行之……，营运者，无积而不满，动也。"故应以补肾填精、调补肾阴阳为大法，先期补肾阴、肾阳、降火，助孕期注重疏导，以疏肝活血为法，多以柴胡、路路通、王不留行、香附行气通络，辅以三棱、莪术、桃仁、丹参、红花活血化瘀。

辨证分型：

（1）肾精亏虚：肾虚则肾精产生的动力不足，影响生育。多见于少精症、精子活力低下症。

治则：补肾填精。

方药：偏阳虚者予右归丸、金匮肾气丸，阴虚者予六味地黄丸、五子衍宗丸。偏气虚者予补中益气丸加减。

（2）痰湿阻滞：脾胃虚弱而中气不足者，大部分饮食不化精反成痰饮水湿瘀浊，水湿痰饮久则失治，易致湿热下注或痰湿内蕴或久痰成瘀等。多见一些精子不液化或精液黏稠不化。

治则：祛湿化痰。

方药：导痰汤、参苓白术散、温胆汤等。

加减：脾虚或气虚者加四君子汤，或补中益气汤，湿重者加益母草、薏苡仁、黄柏、牛膝，偏湿热者加虎杖、败酱草、茵陈、车前草、土茯苓等。

（3）阴虚火旺：阴虚火旺常导致火迫精泄的病变，见精液不液化、遗精、早泄等症。

治则：滋阴降火。

方药：知柏地黄丸、左归丸加减，血瘀者可选用活血药物如三棱、路路通、丹参、地龙等。

（4）肝郁气滞：由于情志郁结、肝气不舒所致。多见于精索静脉曲张、阳痿、不射精等症。

治则：疏肝理气。

方药：柴胡疏肝散、四逆散、逍遥丸等，血瘀者加少腹逐瘀汤加减。

（三）夫妻同治，调畅情志，注意饮食

罗老在治疗不孕不育时还强调，应夫妻同治。不仅可以双方同调，还能共同分担责任，避免一方压力过大。同时应保持心情舒畅，避免操之过急和过度的心理负担，才易受孕。而且饮食也应按体质进行调养。

病案 1

患者，性别：女　年龄：35 岁

就诊日期：2015 年 9 月 8 日。

主诉：婚后 2 年，曾流产 2 次，近 2 个月未避孕。

现病史：现自觉气短、乏力，下腹部胀痛，腰部酸软不适，纳眠差。流产 2 次，第 1 胎在孕 16 周时自然流产，第 2 胎因死胎于 2015 年 1 月 13 日行清宫术。末次月经：2015 年 8 月 15 日。

体格检查：舌淡，苔白，脉沉细。

既往史：无。

过敏史：无。

辅助检查：外院彩超示子宫大小正常，左侧输卵管囊肿，左侧附件未见异常。抗精子抗体：11 U/mL。抗核抗体谱：抗核提取物抗体（SSA/R 0～60）阳性，余阴性。风疹病毒 IgG：10.6 IU/mL。

中医诊断：不孕。

证候诊断：肝肾不足（冲任失调）。

西医诊断：不孕。

治法：益气健脾，滋补肝肾。

处方：党参 15 g，桑寄生 30 g，当归 10 g，熟地黄 10 g，菟丝子 10 g，补骨脂 10 g，黄芪 15 g，白术 10 g，酸枣仁 20 g，五味子 10 g，砂仁 10 g，甘草 3 g。共 7 剂。

二诊：2015 年 9 月 22 日。

症状与体征：乏力好转，腰酸软，下腹部胀，舌淡，苔白，脉沉细。

治法：益气健脾，滋补肝肾。

处方：黄芪 15 g，白术 15 g，防风 15 g，淫羊藿 15 g，补骨脂 15 g，巴戟天 10 g，党参 15 g，枸杞子 10 g，甘草 3 g，菟丝子 10 g，紫河车 10 g，杜仲 15 g。共 7 剂。

三诊：2015 年 9 月 29 日。

症状及体征：睡眠好转，腰酸软，舌淡，苔薄白，脉沉。

治法：益气健脾，滋补肝肾。

处方：淫羊藿 15 g，补骨脂 15 g，菟丝子 10 g，巴戟天 10 g，黄芪 15 g，党参 20 g，熟地黄 15 g，紫河车 15 g，杜仲 15 g，白芍 10 g，甘草 6 g，续断 10 g。共 14 剂。

四诊：2015 年 10 月 20 日。

症状及体征：病史同前，末次月经为 2015 年 10 月 18 日，未净，经痛，量少。舌质暗，苔白，脉沉弱。

治法：疏肝活血，补益肝肾。

处方：柴胡 10 g，白芍 10 g，菟丝子 10 g，淫羊藿 15 g，益母草 10 g，当归 10 g，川芎 10 g，党参 10 g，炙甘草 3 g，熟地黄 15 g，杜仲 10 g。共 4 剂。

1 个月后患者已然受孕。

心得体会：患者有流产病史，现乏力、气短、腰酸，以肾气不足、肝肾亏虚为主，舌淡，苔白，脉沉，病在里，是冲任失调所致。治疗以益气、补益肝肾、固冲任为主。月经期以疏肝为主，经间期可予调冲任、固带脉、补益肝肾。

病案 2（女方）

患者，性别：女　年龄：36 岁

就诊日期：2014 年 11 月 27 日。

主诉：月经不调 1 年余，不能受孕。

现病史：婚后 3 年未孕，外院检查提示内膜复杂型增生。予炔诺酮口服，月经来潮无规律，20 日一行至 2 月一行不等。

体格检查：舌淡暗，苔白，脉沉。

中医诊断：①不孕；②月经先后不定期。

证候诊断：脾肾阳虚、气血不足。

治法：温肾养肝，调理冲任。

处方：肉桂 10 g，当归 10 g，熟地 15 g，党参 20 g，枸杞 10 g，阿胶（烊）15 g，仙灵脾 20 g，菟丝子 10 g，甘草 3 g，柴胡 15 g，白芍 15 g。共 4 剂。

二诊：2014 年 12 月 11 日。

症状及体征：服西药炔诺酮后月经虽恢复正常，但出现头晕、胸闷，呼吸不畅。时值月经来潮。舌苔白，脉沉。

治法：补肾益精，平肝养心。

处方：党参 15 g，仙灵脾 15 g，熟地 15 g，菟丝子 10 g，何首乌 15 g，天麻 10 g，白芷 10 g，麦冬 15 g，五味子 10 g，丹皮 10 g，黄精 15 g，补骨脂 12 g。共 7 剂。

四诊：2015 年 2 月 26 日。

症状及体征：尚在服用炔诺酮片，月经过期未行，属于经前期。舌胖，苔白。

证候诊断：脾肾阳虚。

治法：活血化瘀、调经。

处方：丹参 20 g，赤芍 10 g，益母草 12 g，巴戟天 12 g，生地 20 g，石菖蒲

10 g，川芎 10 g，路路通 10 g，白芍 30 g，薏苡仁 20 g，红花 10 g，甘草 6 g，淫羊藿 15 g。共 3 剂。

六诊：2015 年 3 月 26 日。

症状及体征：末次月经为 2015 年 3 月 20 日，行经天数 5 天，量多。现为经后期。停服炔诺酮。

证候诊断：脾肾阳虚。

治法：滋阴养血，调冲益精。

处方：淫羊藿 15 g，巴戟天 15 g，芡实 20 g，炙甘草 6 g，紫河车 10 g，旱莲草 10 g，女贞子 10 g，杜仲 15 g，党参 15 g，补骨脂 15 g，路路通 10 g，熟地 10 g，当归 12 g。共 6 剂。

七诊：2015 年 7 月 21 日。

症状及体征：末次月经为 2015 年 6 月 30 日，时值经前期。经前腰骶部酸痛不适，经来腹痛，经色黑夹血块，时有咳嗽，无痰，胃纳一般，二便调。

证候诊断：脾肾阳虚。

治法：益气健脾、益肾养血。

处方：淫羊藿 15 g，补骨脂 15 g，白术 10 g，菟丝子 10 g，茯苓 15 g，桑寄生 30 g，砂仁 10 g，杜仲 15 g，党参 15 g，紫河车 10 g，续断 10 g。共 5 剂。

八诊：2015 年 8 月 4 日。

症状：末次月经为 2015 年 8 月 2 日，行经第 3 天，月经量多，有血块，腹冷减轻，腰痛。舌淡苔白，脉沉滑。

证候诊断：肾虚夹湿。

治法：健脾益肾、养血利湿。

处方：淫羊藿 15 g，补骨脂 15 g，巴戟天 15 g，茯苓 15 g，党参 20 g，熟地 10 g，当归 10 g，紫河车 10 g，续断 10 g，白芍 10 g，菟丝子 10 g，泽泻 15 g，猪苓 10 g，炙甘草 6 g。共 7 剂。

九诊：2015 年 8 月 18 日。

症状及体征：腰骶部酸痛缓解，腹部冷感减轻。舌淡红苔白，脉沉。经间期。

证候诊断：肾虚证。

治法：壮阳益阴、种子育胎。

处方：淫羊藿 15 g，菟丝子 15 g，补骨脂 15 g，紫河车 12 g，当归 15 g，路路通 10 g，益母草 10 g，甘草 3 g，黄芪 15 g，肉苁蓉 10 g，巴戟天 10 g，枸杞子 10 g。共 5 剂。

前后调养半年余，因年龄偏大，建议行试管婴儿，生殖中心检查后认为可尝试自然受孕，其后传消息称，已然受孕。

心得：患者月经先后不定期，故难以受孕，口服炔诺酮后不良反应大，不能坚持服用，遂中药调理。患者阳虚体质，兼有夹湿，故治疗全程都以温补脾肾、养精育胎为主，经期经行不畅予以通经活络；排卵期，则予当归、黄芪、路路通、益母草益气活血通络，促排卵。反复按周期调整，半年即传来受孕消息。罗老提示，经前期不宜通络活血，以防万一有胎而尚不稳，造成流产。

病案3（男方）

患者，性别：男　年龄：37岁

初诊日期：2015年1月8日。

现病史：结婚5年，未育，检查出异常精子多，正常精子1%。从2015年1月开始服用睾酮治疗。舌淡胖，苔黄白，脉滑。

中医诊断：不育。

证候诊断：肾虚湿热。

治法：补肾清热利湿。

处方：黄柏15 g，知母15 g，绵茵陈15 g，巴戟天20 g，淫羊藿15 g，杜仲15 g，补骨脂15 g，丹皮10 g，甘草3 g，石菖蒲10 g，赤芍10 g。共7剂。

上方为基础服用3次。每次7剂。

复诊：2015年3月26日。

症状及体征：精液检查提示异常精子4%～13%。舌淡胖、苔黄白、脉滑。

证候诊断：肾虚湿热。

治法：补肾填精。

处方：淫羊藿15 g，补骨脂15 g，巴戟天10 g，芡实15 g，肉苁蓉12 g，金樱子30 g，杜仲15 g，蒲公英15 g，紫河车15 g，丹参20 g，石菖蒲10 g，菟丝子12 g。共6剂。

以2015年1月8日方为基础，继服4次。

复诊：2015年8月18日。

症状及体征：阴雨天自觉腰腿酸重不适，无腰痛，时有乏力。舌淡胖，苔白，脉滑。

辅助检查：精液常规未见明显异常。

证候诊断：肾虚。

治法：补肾填精。

处方：淫羊藿15 g，巴戟天15 g，金樱子30 g，补骨脂15 g，杜仲15 g，知母15 g，黄柏10 g，续断10 g，黄芪10 g，紫河车10 g，党参10 g。共5剂。

复诊：2015年9月15日。

症状及体征：仍腰酸不适，无腰痛，无乏力。舌淡胖，苔白，脉弦。

证型：肾虚。

治法：补肾填精。

处方：淫羊藿 15 g，巴戟天 15 g，金樱子 30 g，补骨脂 15 g，杜仲 15 g，白术 20 g，黄柏 10 g，续断 10 g，黄芪 10 g，紫河车 10 g，党参 10 g，桂枝 10 g。共 5 剂。

按语：男方不育，以肾精不足为主，故以二仙汤补肾益精，再佐以益气健脾之黄芪、党参调理中焦，调畅气机，脾气升则水湿化，故肾阳充足、精气旺盛而有子。

病案 4

患者，性别：男　年龄：34 岁

就诊日期：2015 年 8 月 18 日。

主诉：婚后 1 年未育。

现病史：阴囊处时有酸胀感，腰酸，口干、口渴，小便稍黄，大便调。舌淡胖，苔薄黄，脉沉。

影像学检查：彩超示双侧附睾头部囊肿，双侧精索静脉曲张并反流，双侧精索静脉曲张。

实验室检查：精子形态：正常 2%，头部异常 80%，中部异常 47%，尾部异常 10%，畸形率 98%。

中医诊断：不育。

证候诊断：肾虚夹湿。

西医诊断：①不育；②精子异常。

治法：补肾填精化湿。

处方：淫羊藿 15 g，巴戟天 15 g，金樱子 30 g，补骨脂 15 g，紫河车 10 g，黄精 15 g，白头翁 10 g，甘草 6 g，知母 10 g，黄芪 15 g，苍术 10 g，栀子 10 g。共 5 剂。葡萄糖酸锌 20 mg、po、tid。

复诊：2015 年 9 月 15 日。

症状及体征：阴囊处酸胀感消失，仍有腰酸，无口干、口渴，小便黄，大便调。舌淡胖、苔薄黄，脉沉。

证候诊断：肾虚夹湿。

治法：补肾填精、清热利湿。

处方：处方同前，继服 5 剂。葡萄糖酸锌 20 mg、po、tid。

10 月初患者传来喜讯，未再复诊。

心得：肾主生殖之精，肾主水，肾气不足，水液代谢失衡聚为痰湿，则出现附睾囊肿，水湿停聚，阻于血脉，则见静脉曲张，故当治以温肾化气行水，以二仙汤加减。淫羊藿、巴戟天、补骨脂、金樱子补肾助阳；紫河车、黄精补肾精；黄芪、知母、苍术行气化湿；白头翁、栀子清热燥湿。

三、咳嗽

咳嗽是临床最常见的症候，可单独表现也可源于其他疾病。常人往往又不重视，导致迁延不愈，转为慢性咳嗽，严重者甚至可引发喘证，常令患者痛苦不堪。在临床实践中，中医药治疗该病有其优势之处。罗永佳教授为广东省名中医，从事中西医结合临床工作已逾五十余载，对各种疑难杂症治疗颇有疗效，对诊治咳嗽有着丰富的临床经验和独特体会。现将罗老治疗外感咳嗽的经验总结如下。

（一）咳嗽的分型

明代医家张景岳《景岳全书·咳嗽篇》指出："咳嗽之证，窃见诸家立论太繁，皆不得其要，多致后人临证莫知所从，所以治难得效。以余观之，则咳嗽之要，止唯二证，何为二证？一曰外感，一曰内伤，而尽之矣。"

（二）地域和体质因素是咳嗽属性发生发展的关键要素

中医的"三因制宜"理论，几千年来，至今仍属宝贵的传统经验。

罗老认为：中医的"因地制宜"理论已印证不同地域的疾病属性有所不同。《素问·异法方宜论篇》说："黄帝问曰：医之治病也，一病而治不同，皆愈何也？岐伯对曰：地势使然也。"徐洄溪《医学源流论》说："人禀天地之气以生，故其气体随地不同。西北之人，气深而厚；东南之人，气薄而浮。"正所谓"一方水土养一方人"。我国幅员广阔，聚居在不同地域、不同环境气候的人群，咳嗽的病因病机就有所不同。北方多寒冷，且寒冷时长，咳嗽以寒咳或寒痰阻肺引起的居多。南方多热、多湿，咳嗽多以风热或痰湿热邪犯肺为主。

罗老也认为，中医的"因人制宜"理论揭示出了不同体质人群对病邪（致病因素）反应不同。在同样的致病因素下，有的人生病，体现为该因素的致病作用；有的人却不生病，该因素不发生致病作用。体质与病因感受有着密切关系。《灵枢·五变篇》说："肉不坚，腠理疏则善病风""五脏皆柔弱者，善病消瘅"。体质因素表现出个体对某些病因的易感性和某些疾病的易罹性，决定着病机的变化倾向性，体质因素也是呼吸系统疾病的重要因素之一。南方患者因脾虚体质而较易在病情迁延时形成各自的特点。

（三）岭南地区人群咳嗽的病因病机特点

罗永佳教授常年在岭南地区开展临床工作。岭南地区位于祖国最南端，属亚热带海洋性气候，太阳辐射热量大，日照多；岭南地区长年受海洋暖湿气流影响，四季多风，同时由于长年天气炎热导致地表蒸发水气，两"湿"相合，致使岭南地区六淫致病是以"湿邪""风邪"为先，多以"热、暑、寒"等邪为患。

《岭南卫生方》："岭南既号炎方，而又濒海，地卑而土薄。炎方土薄，故阳燠之气常泄；濒海地卑，故阴湿之气常盛。"地卑而土薄，人们普遍脾胃虚弱，在外湿邪侵袭，在内脾虚运化失司，湿邪内停，内外湿邪相困，阻碍气机正常运行，水液输布障碍，聚湿生痰，日久导致脾虚痰湿体质的形成。

因此，岭南地区的人群咳嗽，受当地气候及地域影响，以风热犯肺及痰热壅肺居多。风热邪气犯肺，营卫之气不通，导致肺气不得宣泄而咳。风热或风寒邪气入里化热，内传气道，加上人群普遍脾虚及痰湿体质，痰湿贮于肺部，最易化为痰热，痰热邪气壅肺，肺气上逆而咳。

（四）对急性咳嗽的分期治疗

罗老从医60年，学贯中西，坚持发扬古训，但不泥古。既努力从浩瀚的中医理论中撷取其精华，亦探索集中西医可交会之处结合论治。如外感咳嗽急症一病，从中医的角度看，南方主要为热邪所犯，西医认为是病原体感染所致（称为急性上呼吸道感染）。其症状多呈"热证"。所以，他确立的治疗原则是"因地制宜，热为主导，一方通治，分期化裁"，在此基础上自拟出一基本方——"宣肺清热汤"：桑白皮10 g、地骨皮10 g、黄芩10 g、青天葵15 g、鱼腥草15 g、浙贝10 g、北杏10 g、桔梗10 g、芦根10 g、甘草5 g。治疗时可按咳嗽病者处于不同发展阶段进行加减。方中桑白皮、鱼腥草、黄芩、青天葵清泻肺热、泻火解毒。地骨皮凉血清肺降火。芦根清热生津，防肺火过盛伤津。浙贝清热化痰。北杏、桔梗二药相配，一降一宣，化痰宣肺止咳。其中青天葵为岭南地区特有的清肺热的有效草药。《岭南采药录》："味甘，性和。治瘰疬，和肉煎汤服或炒食；理痰火咯血，消火疮，水煎服；浸酒治内伤。"

罗老多次强调，中医教材和各医家对寒热虚实的证型描述，无不尽列其详，其实在临床中只要把握辨证要点便是，不必诸症悉具。长期以来他践行着"抓住要点，执简驭繁，坚持实践，以证实效"的理念。

罗老将咳嗽发展全过程分为三期辨证治疗，当患者来诊时对照发病期相应而治则可。

（1）风热犯肺型：为急性咳嗽初起早期（包括慢性咳嗽急性发作者）。

症见：发热或不发热，喉燥咽痛，喉痒咳嗽，干咳或咳痰，痰白清稀或稍稠，舌苔白薄黄，脉浮数或浮滑。此为上气道感染阶段。

辨证要点：咳嗽痰白。

治则：宣肺清热，以宣肺清热汤治疗。

加减：如症见恶寒发热、鼻塞流涕、头痛身楚等表证，外感较重（俗称"伤风咳"），可在方中加入薄荷、荆芥、辛夷花、苍耳子。

提示：出现咳嗽，如能在喉燥干咳阶段及早治疗，则2~4天可取效，否则从表入里，病情加重。

（2）痰热壅肺型：为咳嗽进展期。

症见：发热或不发热，喉痒咳嗽加剧，咳嗽声粗，或咳嗽连续，夜咳频作，痰多黏厚，痰色黄稠，口干而黏，甚者或胸痛而喘，舌苔黄腻或干，脉滑数。此为热邪入里，热伤肺络，痰浊内生，热与痰结，气道不畅，上逆为咳。

辨证要点：咳嗽加重，痰色由白转黄稠。

治则：清热泻肺，化痰止咳。在宣肺清热汤的基础上重用清热之黄芩、青天葵、鱼腥草等药，并日服2次。服至咳少而痰色转稀白。

（3）气津两伤型：为咳嗽后期，咳减缓痰未清阶段。

症见：咳嗽明显减少而痰多未清。因痰而咳，每咳皆有痰。此为咳嗽多日肺气受损，痰阻气道，无力祛排，形成热去痰留之患。

辨证要点：咳少而有痰。

治则：清热润肺，化痰止咳。在方中酌情加入润肺祛痰之瓜蒌仁、冬瓜仁、牛子、百合、莱菔子、枇杷叶、沙参、罗汉果等使咳痰两清。

痰者又属津液之病理产物，如咳已清而独有痰者，可用健脾去湿之茯苓、白术、薏仁等消痰。（《医宗必读·痰饮》曰："脾为生痰之源……脾复健运之常，而痰自化矣。"）

（五）慢性迁延型咳嗽的治疗

内伤咳嗽多由外感咳嗽失治误治传里，亦有脏腑虚损诱发伏痰宿饮者。肺系疾病中，慢性咳嗽、支气管哮喘、慢性阻塞性肺病等久咳患者，或伴急性发作等咳嗽，治疗比较棘手，病因病机比较复杂。其中以患者先天禀赋不足，肺脾阳虚，虚寒内生；又有宿痰内伏于肺，遇外邪、七情、疲劳等诱因而触发咳嗽多见。参其脉证，既有痰热内蕴之象，又兼内寒痰饮，实属寒热夹杂之证。症见咳嗽缠绵难愈，顽固性剧烈咳嗽，咳而无力，夜间加重，咽痒，咳嗽气急，咳痰，痰多白或白痰中夹黄痰，或伴咽喉肿痛，纳呆，自汗，便软，畏寒肢冷，舌质淡，苔少或白薄黄，脉沉弦或数滑。罗老认为，慢性咳嗽患者急性发作时可用宣肺清热汤加减论治。如慢性迁延期间则宜寒热并用，予以健脾益气、清热宣肺、化痰平喘止咳。以三拗汤加减。药用炙麻黄10 g、杏仁10 g、甘草5 g、细辛5 g、桑白皮15 g、地龙10 g、黄芩10 g、桔梗10 g、紫菀15 g、百合10 g、橘红10 g、茯苓15 g等。

（六）"五脏六腑皆令人咳，非独肺也"之说，体现出古代医家的智慧

《素问·咳论篇》云："五脏六腑皆令人咳，非独肺也。"认为咳嗽与多个脏腑相关，并提出了肺咳、心咳、肝咳、脾咳、肾咳等五脏之咳，后世医家对此也多有叙述。

罗老认为，五脏六腑与咳有关，与现代医学已知的肺部以外的咳嗽大体相对应，体现出古代医家的早知早觉。

现代医学也认为，肺和支气管的病变固然可以引起咳嗽，但咳嗽的病因却远不止这些。有很多肺部疾病以外的因素，如过敏性鼻炎、慢性鼻窦炎（鼻后漏分泌物刺激气管）、咽炎、胃食管反流等，都可致咳。有的咳嗽是药物引起的，比如常用的 ACEI 类降压药就常引起咳嗽。还有的咳嗽原因不明，如慢性咳嗽高敏综合征（气道高反应）、咳嗽变异型哮喘。此外还有心源性、肾源性引起的咳嗽等。

中西医对咳嗽的叙述，为我们今后在咳嗽的诊断和治疗上提供了更多的诊治思考，要求临床医师知识充实，提高辨别能力，才能为患者选择更加精准的治疗方案。如咳嗽源于鼻者重于治鼻；源于胃酸反流者治以胃；由药物引起的咳嗽者考虑药物的取舍；心源性咳嗽为慢性左心功能不全肺淤血加重引起的，不能简单治疗咳嗽，必要时还需采用中西医结合治疗。

病案 1

患者，性别：女　年龄：42 岁

主诉：反复咳嗽 3 个月。

现病史：3 个月前因食用煎炸食物开始咽痛、咳嗽。自行服用清热解毒、止咳中药，咽痛缓解，但仍咳嗽不止，早晚皆咳，晨起痰白带黄，鼻时塞，咽痒，梦多，舌尖红，苔白腻，脉滑数。

中医诊断：咳嗽。

证候诊断：痰热壅肺。

治法：清肺热、化痰、利咽通鼻。

方药：宣肺清热汤加减。桑白皮 15 g，鱼腥草 10 g，青天葵 10 g，地龙 10 g，石菖蒲 10 g，杏仁 10 g，辛夷花 10 g，甘草 5 g，牛蒡子 10 g，细辛 3 g。共 3 剂。

3 剂咳嗽缓解，随诊未再发作。

心得：患者咳嗽痰黄白，属寒热错杂的咳嗽，故以宣肺清热汤加细辛寒热并用得效。

病案 2

患者，性别：女　年龄：59 岁

初诊：2019 年 3 月 5 日。

主诉：反复呼吸道感染 2 年，复发 1 个多月。

现病史：近两年，患者每次咽痛后都会继发肺部感染，伴发热、咳嗽，痰稠难咳，痰黄色。1 个多月前，无明显诱因复发。当地西医院胸片提示肺部感染。近 1 个月来，予左氧氟沙星、阿奇霉素抗感染治疗，咳嗽未见明显缓解。近 3 日西医加用安嗽通 2 粒、每日 3 次，氨溴索 2 粒、每日 3 次进行止咳化痰治疗。症状无明显好转，咳嗽剧烈，昼夜咳嗽，痰黄稠，无气促不适。

体格检查：满面油光，头发油腻，左肺呼吸音稍粗，肺底闻及少量湿啰音。舌胖，质暗红，苔白干，脉弦数。

中医诊断：咳嗽。

证候诊断：痰热壅肺，肺气郁结。

治法：清热宣肺、化痰止咳。

方药：宣肺汤 + 三拗汤加减。炙麻黄 6 g，北杏 10 g，石菖蒲 10 g，紫菀 10 g，款冬花 10 g，鱼腥草 15 g，桔梗 15 g，青天葵 10 g，地龙 10 g，甘草 6 g，前胡 10 g，百合 15 g，橘红 15 g。共 3 剂。

二诊：2019 年 3 月 26 日。

症状及体征：服药后，咳嗽明显减少，黄痰转白。家人敦促来复诊，诉偶有咳嗽，日间易有痰，痰较黏稠，面油减少，头发油腻减少。

体格检查：双肺呼吸音清，未闻及干、湿啰音。舌胖，淡红，尖瘀红，苔薄黄干，脉细滑，重按无力。

中医诊断：咳嗽。

证候诊断：肺脾气虚，痰湿热郁肺。

治法：健脾益气，润肺化痰止咳。

处方：党参 10 g，茯苓 10 g，白术 10 g，百合 15 g，紫菀 10 g，款冬花 10 g，炙麻黄 6 g，浙贝 10 g，山药 15 g，石菖蒲 10 g，甘草 6 g，北杏 10 g。共 7 剂。

服药后咳嗽基本缓解，随访未再发作。

心得：患者初诊属痰热壅肺，故以宣肺汤 + 三拗汤加减，二诊以痰湿为主，故以三拗汤和四君子健脾止咳化痰。

四、更年期

围绝经期综合征指妇女绝经前后出现性激素波动或减少所致的一系列以自主神经系统功能紊乱为主，伴有神经心理症状的一组综合征。绝经期综合征最典型的症状是潮热、健忘，五心烦热，头晕耳鸣，心烦易怒，阵阵烘热，汗出，兼有心悸少寐等。多发生于 45 ~ 55 岁。

月经周期改变是围绝经期出现最早的临床症状，分为以下 3 种类型。

（1）月经周期延长，经量减少，最后绝经。

（2）月经周期不规则，经期延长，经量增多，甚至大出血或出血淋漓不断，然后逐渐减少而停止。

（3）月经突然停止，临床表现为潮热、出汗，是血管舒缩功能不稳定的表现，是围绝经期综合征最突出的特征性症状。

围绝经期综合征主要由卵巢功能衰退、雌激素减少引起，激素替代疗法是为解决这一问题而采取的临床医疗措施，但用药需科学、合理、规范并定期监测。

更年期综合征在中医学亦称"经绝前后诸证"。多因妇女将届经断之年，先天肾气渐衰，任脉虚，太冲脉衰，天癸将竭，导致机体阴阳失调，或肾阴不足，阳失潜藏；或肾阳虚衰，经脉失于温养而出现一系列脏腑功能紊乱的症候。

罗老认为更年期属阴阳两虚，失眠、烘热汗出、心悸等均为机体阳气无所依附而发散太过的表现，主要辨别脏腑虚实，抓住肾气虚衰这一共性。治疗从肾入手，阴阳并补，调和阴阳。习惯辨证用药如下。

调和阴阳（清肝火、敛肝阴）——柴胡、白芍。

清肝火——女贞子、旱莲草、麦冬。

固肾温阳——补骨脂、杞子、淫羊藿、菟丝子。

补肾阴并安神定志——酸枣仁、麦冬、五味子、延胡索。

心肾不交者——百合、知母等。

肝气郁结——当归、丹皮、郁金、香附、薄荷、佛手等。

脾虚者——党参、白术、茯苓、补骨脂。

气滞血瘀——丹参、三棱、莪术、地龙。

烦躁不安——龙齿、牡蛎。

临证辨治分型如下。

（1）阴阳两亏、心肾不交：头部烘热汗出，心悸、失眠、恶风。

治则：阴阳双补、清补兼施。

方药：柴胡、白芍、女贞子、旱莲草、麦冬、补骨脂、淫羊藿、菟丝子、酸枣仁、麦冬、五味子、延胡索、龙齿、紫石英。

（2）肝郁气滞：心情不畅、恼怒抑郁、失眠。

治则：疏肝解郁。

方药：柴胡、白芍、薄荷、麦芽、郁金、素馨花、佛手、白术、茯苓、当归、党参、酸枣仁、麦冬、五味子。

（3）脾虚不涩：心悸、汗出、失眠伴气虚、乏力，恶寒，大便烂或次数多，夜尿多。

治则：健脾温肾。

方药：党参、白术、补骨脂、菟丝子、熟附子、淫羊藿、杜仲、芡实、莲子、女贞子、覆盆子。

后期益气健脾祛湿，常以参苓白术散加减。

病案

患者，性别：女　年龄：48岁

就诊日期：2017年10月10日。

发病节气：寒露后两天。

主诉：心烦、潮热盗汗 2 个月。

现病史：身烘热感，咽痒，干咳，近半年月经紊乱，末次月经为 2017 年 8 月 5 日，易发脾气，不欲饮食，不易入睡，梦多，二便尚可。舌暗紫，苔薄白微黄，脉细数。

既往史：曾因室上性心动过速行消融术。

过敏史：无。

中医诊断：绝经前后诸症。

证候诊断：肝肾亏虚，阴阳失调。

西医诊断：围绝经期综合征。

治法：调补肝肾，清肝敛阳。

处方：淫羊藿 10 g，旱莲草 10 g，女贞子 10 g，柴胡 10 g，白芍 10 g，大枣 15 g，沙参 10 g，酸枣仁 20 g，五味子 10 g，芡实 20 g，郁金 10 g，麦冬 20 g，甘草 3 g。共 7 剂。

复诊：2017 年 10 月 17 日。

症状及体征：诸症较前改善，现仍见盗汗，食后腹胀不适，无反酸，无胃痛。

证候诊断：肝肾亏虚，阴阳失调。

治法：健脾疏肝、调和阴阳、止汗。

处方：柴胡 10 g，白芍 10 g，陈皮 15 g，浮小麦 10 g，酸枣仁 15 g，五味子 10 g，延胡索 10 g，淫羊藿 15 g，枳壳 15 g，厚朴 10 g，佛手 10 g，白术 15 g，甘草 3 g，沙参 15 g。共 7 剂。

复诊：2017 年 10 月 24 日。

症状及体征：诸症较前改善，身烘热感及乏力均明显减轻，现眠稍差，梦多，舌紫暗，脉弦细。

证候诊断：气虚血瘀。

治法：健脾益气、行气活血。

处方：黄芪 15 g，党参 15 g，白芷 10 g，白术 10 g，茯苓 10 g，杞子 10 g，丹参 15 g，川芎 10 g，延胡索 10 g，五味子 10 g，芡实 15 g，甘草 3 g。共 7 剂。

心得：该患者的治疗从补肾入手，阴阳并调。后期以益气健脾、活血通络收功。

五、慢性疲劳综合征

疲劳综合征即慢性疲劳综合征（chronic fatigue syndrome，CFS），是一组以持续或反复发作的疲劳，伴有多种神经、精神症状，但无器质性疾病为特点的综合征。因慢性疲劳综合征的临床症状复杂，持续时间超过 6 个月，且经过充分休息仍然不能缓解，长久以往会严重影响人的生活质量。一般体检及实验室检查结果又无重大异常。通常表现程度不同，症状也轻重不一。患者多有嗜食烟酒及长期熬夜病史，逐渐出现慢性胃炎、头晕、耳鸣、失眠、口干、乏力等症状。如不注意休息调养，可能会发展成糖尿病、高血压、高脂血症等慢性病。

"疲劳"作为常见症状在中医的古籍中常被描述为懈怠、懈惰、四肢劳倦、四肢不举及四肢沉重等。脾胃为后天之本、气血生化之源，主四肢肌肉，为从脾胃论治慢性疲劳综合征提供理论依据。

《素问·太阴阳明论》云："今脾病不能为胃行其津液，四肢不得禀水谷气，气日以衰，脉道不利，筋骨肌肉皆无气以生，故不用焉。"脾为阴脏喜燥恶湿，脾虚运化失调，痰饮、水湿内生则可困遏脾阳，痰湿困脾可见倦怠乏力，脾受湿困，湿性黏腻，易于下注，湿困四肢则肢体关节、肌肉和经脉易于痹阻，故慢性疲劳综合征可出现肢体酸重不适等症状。

脾胃为后天之本，气血生化之源，脾胃运化失常则气血生化乏源，营血亏虚、血不养心可见失眠多梦，气血不能上荣清窍可出现健忘、头晕。此外，气血不足则营卫虚弱，卫外不固则易受外邪侵袭，感受外邪则可致发热、咽痛或淋巴结肿大等。

慢性疲劳综合征的治疗，首先要注重生活调理和精神摄养。《素问·上古天真论》曰："恬淡虚无，真气从之，精神内守，病安从来。"

罗老认为，疲劳综合征的本质应该从调养脾胃入手，调脾胃运中焦方能使气血调畅，痰湿得化，而不致经络阻塞。

在用药方面，参苓白术散是治疗疲劳综合征的主方。运中焦多以麦芽、砂仁、神曲、枳壳、布渣叶为常用药物。如嗜食烟酒，则常致湿毒不化，阻滞中焦，多以加味藿香正气散加减。健脾时根据湿邪缠绵部位变化加减，如在上焦表现为头目、鼻咽不利，咳痰，则以藿香、连翘、桑白皮为主，中焦以砂仁、布渣叶、神曲、薏苡仁为主，下焦出现小便黄、大便次数多的则酌加淡竹叶、白头翁、珍珠草、厚朴、枳壳等。

在以脾胃为中心的基础上，进行辨证论治，大致分为以下几种情况。

（1）脾虚气陷：主要表现为神疲乏力、头晕健忘、失眠多梦、气短懒言、面白无华、自汗出、食后困倦多寐、身体低热、四肢乏力、劳累后发生或加重、食少便溏、小便清长、舌质淡胖苔薄白、脉沉细弱等，治以健脾益气。

（2）肝脾不调：情绪抑郁，或急躁易怒，喜太息，注意力不能集中，大便溏软或时干时溏，治以疏肝解郁，健脾益气。

（3）以脾虚湿阻或湿热困脾为主：表现为神疲乏力，四肢困重，酸痛不适，头重如裹，困倦多寐，胸脘痞闷，纳呆，大便溏薄，舌胖、苔白腻，脉濡，

第四章 各病论治

低热缠绵不解，淋巴结红肿疼痛，口苦，咽干，苔黄腻，脉濡数等。治以清热化痰，健脾除湿。

（4）心脾两虚：表现为不耐思虑、思维混乱、注意力不能集中、心悸胆怯健忘、失眠多梦易醒、食欲不振、头晕头痛、面色不华、舌质淡、脉细弱等。以益气养血、健脾养心为法。

（5）脾肾阳虚湿阻证：表现为精神萎靡、面色白、肢软无力、腰膝冷痛、畏寒肢冷、嗜睡困倦、易汗懒言、下利清谷或五更泄泻、遗精遗尿、宫寒不孕、耳鸣、听力下降、舌质淡胖有齿痕、苔白、脉沉迟无力等。治以温补脾肾。

综上，临床治疗慢性疲劳综合征应以脾胃学说为指导，突出整体观念、辨证施治，进行全面调整与个体化治疗。

病案 1

患者，性别：男 年龄：50 岁

就诊日期：2017 年 11 月 13 日。

发病节气：立冬后 7 天。

主诉：易疲劳半年。

现病史：容易劳累，精神不佳，颈项疼痛，时有头晕耳鸣，声音沙哑，胃纳可，眠佳，大便偏黏，小便呈淡黄色。

既往史：有烟酒史。

过敏史：无。

体格检查：面色暗，无光泽。舌暗红，舌体胖，边有齿痕，苔黄腻，脉沉细。

中医诊断：虚劳。

证候诊断：湿热困脾，肝肾亏虚。

西医诊断：慢性疲劳综合征。

治法：清热化湿、滋补肝肾。

处方：柴胡 10 g，茯苓 10 g，白头翁 15 g，栀子 15 g，蒲公英 10 g，苍术 10 g，黄柏 10 g，甘草 6 g，山萸肉 10 g，丹皮 10 g，山药 15 g，生地 10 g，泽泻 15 g，葛根 20 g。共 7 剂。

药膳：用芡实、百合、银耳煮汤。

复诊：2017 年 12 月 5 日。

主证：外感后咽痛，声嘶，舌苔白厚，脉弦。

中医诊断：咽痛。

证候诊断：外感风热。

西医诊断：急性咽炎。

53

治法：疏风散热利咽。

处方：桑叶 10 g，夏枯草 10 g，菊花 10 g，桔梗 15 g，瓜蒌子 15 g，冬瓜子 30 g，白茅根 30 g，葛根 20 g，蒲公英 15 g，绵茵陈 15 g，连翘 15 g，甘草 6 g。每日 1 剂，水煎服，共 7 剂。

复诊：2017 年 12 月 13 日。

主证：面色好转，无咽痛，饮酒多，舌红，苔薄黄，脉弦。

中医诊断：虚劳。

证候诊断：肝脾湿热。

西医诊断：慢性疲劳综合征。

治法：清肝健脾，解毒利湿。

处方：柴胡 10 g，川楝子 10 g，茵陈 10 g，白术 15 g，土茯苓 10 g，佩兰 15 g，葛根 20 g，薏仁 20 g，砂仁 10 g，陈皮 15 g，苍术 10 g，黄柏 10 g。共 7 剂。

心得：该患者平素烟酒多，长期熬夜，导致肝肾亏虚，湿浊内蕴。面色暗、苔厚腻为湿浊的表现，予以蒲公英、白头翁清肝肾湿热，葛根解酒毒，二妙丸去除下焦湿热，地黄丸补肝肾。配合药膳，以芡实、银耳、百合固肾。患者第一次复诊以外感风热为主证，治应标本兼治，在疏风散热的同时仍应注重祛湿，标本兼顾。患者第二次复诊，表证已解，治从肝脾入手。在清肝利湿解毒的基础上，辅以健脾，以助运化中焦，以化湿浊，湿浊一去，诸症自解。

病案2

患者，性别：女　年龄：54 岁

就诊日期：2015 年 8 月 25 日。

主诉：术后肩关节疼痛、双下肢水肿，乏力 2 个月。

现病史：2014 年 12 月 26 日在外院因动脉根部真性动脉瘤行主动脉根部置换术，现服用华法林抗凝。近期觉乏力，关节疼痛、下肢水肿，难入睡，纳差，大便无力。

既往史：有 2 型糖尿病、甲亢、继发性甲减病史，现服吡格列酮片、格列齐特、优甲乐。

体格检查：双下肢轻度水肿。舌淡暗、苔白，脉迟。

中医诊断：虚劳。

证候诊断：脾虚、气虚血瘀。

西医诊断：①慢性疲劳综合征；②主动脉根部动脉瘤；③2 型糖尿病；④甲亢。

治法：健脾益气、活血、安神。

处方：桂枝 10 g，党参 20 g，白术 10 g，茯苓 15 g，粉葛 20 g，丹参 20 g，川

芎 10 g，益母草 10 g，麦冬 20 g，黄芪 15 g，五味子 10 g，酸枣仁 15 g。共 7 剂。

复诊：2015 年 9 月 1 日。

症状及体征：服药后双下肢水肿减轻，左关节疼痛，乏力，睡眠差。舌暗，边有齿痕，脉沉。

证候诊断：脾阳不足。

治法：益气温阳、活血利湿、安神。

处方：党参 15 g，桂枝 10 g，熟附子 9 g，茯苓 10 g，当归 10 g，酸枣仁 15 g，柏子仁 20 g，麦冬 20 g，五味子 10 g，甘草 6 g，干姜 3 g，泽泻 10 g。共 7 剂。

三诊：2015 年 9 月 22 日。

症状及体征：双下肢时有水肿，睡眠好转。左关节疼痛，乏力。舌淡边有齿痕，苔白腻，脉沉。

证候诊断：脾肾阳虚。

治法：温肾、利水、安神。

处方：熟附子 10 g，桂枝 10 g，白芍 15 g，党参 20 g，五味子 10 g，麦冬 10 g，甘草 3 g，柏子仁 20 g，泽泻 15 g，益母草 10 g，山茱萸 10 g，山药 10 g。共 7 剂。

四诊：2015 年 9 月 29 日。

症状及体征：双下肢水肿减轻，关节疼痛好转，睡眠可。舌白腻，舌质暗，边有齿痕，脉沉。

证候诊断：脾肾阳虚。

治法：益气温肾、利水、安神。

处方：黄芪 15 g，陈皮 10 g，熟附子 10 g，茯神 10 g，桂枝 10 g，甘草 3 g，党参 20 g，柴胡 10 g，白芍 15 g，大枣 15 g，泽泻 10 g。共 7 剂。

心得体会：患者久病迁延，损耗人体的气血阴阳，终成虚劳。乏力、纳差、大便无力、下肢水肿，为脾虚湿盛。舌淡暗、苔白、脉沉属阳虚。为脾肾阳虚，水湿下注，治从温补脾肾，利水消肿，以四君子汤、理中汤为主，熟附子、山茱肉温阳补肾，益母草、泽泻利水消肿，安神四味安神定志，后以北芪益气，柴胡、白芍疏利气机、调和营卫。

病案3

患者，性别：女　年龄：51 岁

初诊日期：2015 年 8 月 11 日。

主诉：疲倦、纳呆 1 年余。

现病史：患者诉易疲劳，劳动后尤甚，伴腰膝酸软，常伴口干、口苦，夜尿频，尿黄。

既往史：无。

过敏史：无。

体格检查：面色萎黄、神疲、舌淡、苔薄、脉沉。

中医诊断：虚劳。

证候诊断：肝肾阴虚。

西医诊断：慢性疲劳综合征。

治法：补益肝肾。

处方：山茱萸10g，茯苓10g，石斛10g，肉桂10g，牡丹皮10g，泽泻10g，栀子10g，甘草3g，山药10g，熟地黄15g，牛膝10g。共7剂。

复诊：2015年8月18日。

症状及体征：疲倦好转，口干，口不苦，纳差，仍有尿黄，夜尿稍减。

中医诊断：虚劳。

证候诊断：肝肾阴虚。

治法：补肝肾、养阴清热。

处方：山茱萸10g，五味子10g，生地黄10g，白芍15g，牡丹皮10g，麦冬20g，柴胡15g，甘草3g，山药10g，桑葚10g，郁金10g。共7剂。

心得：患者常年口干口苦、脉沉，伴腰膝酸软、夜尿频，属肾阴亏虚，虚火偏亢。脾土受克，则疲倦、纳呆。脏腑阴阳失调，气血不足，则容易出现疲劳感，精气上不能达头面，头面失于濡养，故面色萎黄，神疲。患者以阴虚为主，偏于肾阴不足。以六味地黄丸在补益肝肾基础上，加栀子清虚火；后期改熟地黄为生地黄，滋阴清热之力增，柴胡、白芍、郁金柔肝养阴，再配合麦冬、桑葚等滋阴之品，使肾阴得补，木不乘土，纳呆得解。

六、胃痛

胃脘痛简称胃痛，是以上腹胃脘部近心窝处经常发生疼痛为主症的病证，是临床脾胃病中的常见病和多发病，包括现代西医学中的急性胃炎、慢性胃炎、胃溃疡、十二指肠溃疡、功能性消化不良、胃黏膜脱垂、胃下垂、胃神经官能症、胆道疾病等，以上腹部疼痛为主要症状者，皆属中医学胃脘痛范畴。

《黄帝内经》云："食饮有节，起居有常，不妄作劳，故能形与神俱，而尽终其天年。"然现在人们冬夏日喝冷饮，喝奶茶、咖啡，深夜吃夜宵，饮酒无度，暴饮暴食等不正常的饮食方式，导致胃痛发作。又加上工作压力大、加班熬夜、春节期间饮食无规律，导致免疫力下降，更易出现胃痛。

中医认为，本病多因外邪犯胃、饮食伤胃、情志不畅、素体脾虚等，导致胃气阻滞，胃失和降，不通则痛。多与肝、脾相关。

罗永佳教授对胃痛治疗除对脾虚湿停以参苓白术散加减外，常按不同病症进行加减辨治。

（1）寒邪客胃：当以温胃散寒，行气止痛。常用高良姜、干姜、砂仁、香附、乌药、陈皮、木香等。

（2）饮食伤胃：当以消食导滞，和胃止痛。常用神曲、山楂、莱菔子、茯苓、陈皮、蒲公英等。

（3）肝气犯胃：当以疏肝解郁，理气止痛。常用柴胡、芍药、郁金、香附、佛手。

（4）湿热中阻：当以清化湿热，理气和胃。常用栀子、蒲公英、白头翁。

（5）瘀血停滞：当以化瘀通络，理气和胃。常用丹参、三棱、莪术、蒲黄等。

（6）胃阴亏耗：当以养阴益胃，和中止痛。常用沙参、麦冬、生地、枸杞子。

（7）脾气失运：当以健运脾胃。常选用砂仁、神曲、麦芽、枳壳。

罗老临证时认为胃炎多以寒热错杂并见，故益气健脾时多加用蒲公英。蒲公英，为菊科植物，味苦，气平，无毒。入脾、胃、肾三经。主要成分：根含蒲公英苦素、蒲公英甾醇、天门冬素等。药理作用：①抗菌，对金黄色葡萄球菌和皮肤真菌有抑菌作用；②健胃；③轻泻。功能：清热解毒，消痈散结。主治：乳痈、疔毒及一切痈肿疮毒。溃坚肿，消结核，解食毒，散滞气。

医籍有云：至贱而有大功，惜世人不知用之。阳明之火每至燎原，用白虎汤以泻火，未免大伤胃气。盖胃中之火盛，由于胃中之土衰也，泻火而土愈寒矣。故用白虎汤以泻胃火，乃一时之权宜，而不可恃之为经久也。

蒲公英，亦泻胃火之药，但其气甚平，既能泻火，又不损土，长服、久服无碍。凡系阳明之火起者，俱可大剂服之，火退而胃气自生。试看北地妇女，当饥馑之时，三五成群，采蒲公英以充食，而人不伤者，正因其泻火以生土也。

药理实验发现，蒲公英抗菌作用主要表现为该品注射液对金黄色葡萄球菌耐药菌株、溶血性链球菌有较强的杀菌作用。对肺炎双球菌、脑膜炎球菌、白喉杆菌、绿脓杆菌、痢疾杆菌、伤寒杆菌及卡他球菌也有一定的杀菌作用。本品醇提液 1∶400 能抑制结核菌，但煎剂 1∶100 无效。其 1∶80 的水煎剂能延缓 Echo11 病毒细胞病变，醇提物（31 mg/kg）能杀死钩端螺旋体，对某些真菌亦有抑制作用。对幽门弯曲杆菌也有良好的杀灭作用。

病案

患者，性别：男　年龄：38 岁

初诊日期：2020 年 1 月 7 日。

发病节气：小寒。

主诉：胃脘部胀痛 3 周。

现病史：患者自诉近 3 周来出现胃脘部胀痛，饥饿时疼痛发作，进食后疼痛缓解，反酸，口干，稍口苦，易疲惫，大便质稀，2 次／日。自诉平时工作压力大，睡眠较差。

曾于 2019 年 12 月 30 日在我院门诊行胃镜检查，结果提示慢性非萎缩性胃炎，C$_{13}$ 呼气试验阴性。

过敏史：无。

体格检查：腹软，胃脘部轻压痛，肠鸣音正常。舌淡，苔白，脉细滑。

中医诊断：胃痛。

证候诊断：脾胃虚寒、肝气犯胃。

西医诊断：慢性非萎缩性胃炎。

治法：健脾和胃，疏肝理气。

处方：党参 15 g，茯苓 15 g，白术 20 g，柴胡 10 g，郁金 10 g，佛手 10 g，香附 10 g，法半夏 12 g，淮山 10 g，陈皮 15 g，甘草 3 g，砂仁 10 g（后下），蒲公英 15 g。共 7 剂。

复诊：2020 年 1 月 14 日。

症状及体征：胃脘部胀痛好转，时有嗳气，咽痛，仍口干、口苦，晨起刷牙时干呕，疲惫感减轻，大便成形质软。舌淡，苔白稍腻，脉细滑。

中医诊断：胃痛。

证候诊断：脾胃虚寒、痰湿阻滞。

治法：健脾化痰，疏肝和胃。

处方：党参 15 g，茯苓 15 g，白术 20 g，干姜 10 g，佛手 10 g，香附 10 g，白豆蔻 10 g，砂仁 10 g（后下），法半夏 10 g，陈皮 10 g，甘草 3 g，蒲公英 15 g，玄参 10 g。共 7 剂。

心得：该患者素体脾虚，加之长期工作压力大，导致脾胃虚弱，肝气郁滞。胃痛虽病灶在胃，但涉及脾与肝。肝火犯胃出现胃痛、反酸、嗳气等寒热错杂的表现。特点是饥饿时胃痛即发作、反酸、大便稀。故方中以陈夏六君为主健脾化痰，以柴胡、佛手、香附、郁金之品疏肝平肝。蒲公英清热，其气甚平，既能泻火，又不损土，治疗胃痛效佳。

七、慢性荨麻疹

活血化瘀法治疗发作 27 年的慢性荨麻疹病案赏析。

病案

患者，性别：女　年龄：41 岁

初诊日期：1981年12月27日。

主诉：遍身风疹块反复发作27年。

现病史：患者于1956年因游泳后突发遍身风疹块，奇痒，约2小时后自行消退。嗣后，每于洗澡后而作，逐渐发展至不分时间、季节，且每遇风雨、寒冷、出汗、游泳、洗澡以致起床去被即可发生。与饮食及用药无关。多见手足胸背瘙痒不堪。多年来用祛风、疏解、祛湿、清热、凉血等中药内服及外洗；用西药苯海拉明、氯苯那敏、激素、维生素B_1、维生素B_6、胶性钙、组织胺脱敏疗法；又用针灸激光、自家血疗法和饮白糖水等。虽有短暂缓解，但始终无法治愈。依然忽起忽消、连日连发，甚至边治边发。

追问病史：月经衍期、经色暗红或有血块。临经定必头痛如刺如劈，药疗无减，经后痛消。

舌象：舌质暗红、苔白。

脉象：沉缓或弦。

中医诊断：瘾疹。

证候诊断：寒凝气滞、血瘀生风。

西医诊断：慢性寒冷性荨麻疹。

治法：行气活血、化瘀祛风。

方药：予当时我院治疗血栓闭塞性脉管炎之中药浓缩煎剂脉复生服用。嘱停用其他一切药物。

1981年12月27日始进服一瓶（6~7天量）后，风疹减，早上受寒风偶有所发，但较轻。

1982年1月5日再连服七剂。痒疹明显减少。

1982年1月13日又连服七剂。风疹基本消失，起床去被已无再发，偶因拖地、身上微汗出时稍觉肤痒。但未起风团。而月经适来，头痛亦稍有减轻。

1982年1月21日继服七剂，风疹已无发生。是日同家人到流花公园游玩，适逢风雨骤起，身被雨淋，仍未再发。

以后共服至七瓶见风疹不复再患便嘱其停药观察。

追踪三年有余，未再复发。而月经来时已非定必头痛，痛势亦减轻。

按：荨麻疹中医称"瘾疹""风痦"，俗称"风疹"。一般认为其因风邪所致。《金匮要略》有"邪气中经，则身痒而瘾疹"的记载。《疡医准绳》又云："夫风瘾疹者，由邪气客于皮肤，复遇风寒相搏则为瘾疹。"在病理上多责于肌肤有湿或肠胃湿热，或有肠虫，或冲任不调、营血不足，复感风寒、风热之邪所致。故临床上有外风、内风之分和虚证、实证之别。以风寒、风热之侵者为急性，以阴血不足所生者为慢性。

本例患者风疹起二十余年。不时举发，忽犯忽好。屡延医经治，反复投以祛风疏透、祛湿清热、凉血祛风之剂而不取效，何故？细审病史，患者素有经色黯红，经来必头痛。乃内有瘀血也，是早年受寒所伤，寒之所过，气血凝泣，寒盛则气滞，气滞则血瘀，络脉通流失畅，营卫之气行涩。在上不能养清窍故头痛；在内不能调冲任则经痛衍期；在外不能充肌肤则肌肤失养。营血不行风从内生，复感风寒邪气，内外之风相合，泛发为风疹。实属寒凝气滞血瘀生风之瘾疹也。若不细审仅赖以常法治之，岂能中病乎！前人有"痒者为风、治风先治血、血行风自灭"之说，正合本病治疗之道。今所以能应效者，实赖该方药有行气活血、化瘀祛风之功也。

方中黄芪最能补气，当归、熟地养血活血通血脉，使其气行血和。又以山稔根、鸡血藤、牛膝活血行瘀祛风，入地金牛行气祛风、祛湿，白花蛇舌草活血解毒。使气血得行、瘀血乃散。血道疏通、营卫调和、温煦五脏、畅达肌肤。风自瘀去而止、痒随风息而消。月经来时头痛一症亦同时明显减轻或消失。

八、尿路结石

中医之"淋"，均指小便困难，并伴有小腹急痛的症状或病症。"石淋"作为"六淋"之一，又称为"砂淋""沙石淋""沙淋"等，以"尿出沙石、小便涩痛"为主症。石淋相当于现代医学的尿路结石，包括肾结石、输尿管结石和膀胱结石等。

湿热与瘀血是泌尿系统结石形成的基本病理基础。究其原因如下。

（1）湿邪久蕴体内，化热流注于下焦，煎熬水液凝结为砂石；同时，湿性易阻气机，导致淤血内生，湿热、淤血互结形成砂石，砂石长期滞留尿路，致使局部组织络损血溢，而致血尿。

（2）结石形成过程存在3个方面的因素：内皮损伤、血流动力学改变、血液高凝状态，因此可采用活血化瘀法治疗结石。

（3）结石非一日一时所致，久结方能成砂石，而且"久病必有瘀""久痛入络"，发作时痛如刀绞针刺，痛性属瘀血内阻。治疗时，宜重用活血化瘀、破石攻坚之品，方能排除湿瘀坚牢之物。

罗老在辨证基础上，以清热利湿通淋、活血化瘀为治则，组成通淋活血方：当归、桃仁、三棱、莪术、丹参、川芎、牛膝、金钱草、生鸡内金、车前草、黄芪、乌药。

方中以当归、桃仁、三棱、莪术为主药破瘀除坚，丹参、川芎、牛膝加强活血祛瘀之功，金钱草、生鸡内金、车前草利尿排石，辅以黄芪益气以助活血行气之力。全方共奏清热利湿、理气通淋排石、化瘀止痛之功效。临床辨证施治随症加减，若出现神疲乏力、少腹坠胀不适，此为虚实夹杂之证候，当标本兼顾，临床予补中益气汤加海金沙、金钱草可益气通淋；若出现腰膝酸软、腰背部隐痛不适，可加杜仲、补骨脂等补肾益气；出现形寒肢冷、夜尿清长者加巴戟天、肉桂等温肾化气。

有研究证实，活血化瘀药具有扩张输尿管、增加输尿管蠕动频率、促进结石碎裂和溶解等作用，并在不断增加尿液的情况下促进血液循环以改善局部血供，促使纤维组织重新吸收或瘢痕组织变薄变软，从而升高肾盂压力以促进结石排出和肾积水消失。同时，建议患者进行饮食调节，多饮水、限钠、限食草酸和动物蛋白、增加枸橼酸钾摄入，并配合跳跃、跑步、弯腰时叩击肾区等活动以增加结石活动度，促进结石下移和排出，提高临床疗效。

病案

患者，性别：女　年龄：34 岁。

主诉：右腰部疼痛 2 年，加重 1 天。

现病史：患者右输尿管结石病史，时有右腰部隐隐作痛，偶见血尿，经当地医院中西医治疗，结石未能排出，腰部疼痛时有发作，伴尿频，尿急，无尿痛，时有排尿中断。乏力、口干，无恶心呕吐，纳眠差，大便 3 日未解，尿液呈浓茶色。舌质淡红，有瘀点，苔薄黄腻，脉细滑。

查体：腹平软，无腹肌紧张，双肾区外观无异常，未触及包块，右肾区叩击痛（＋），左肾区叩击痛（－），右侧输尿管行径区压痛（＋），膀胱区无膨隆，叩诊呈浊音。

中医诊断：石淋。

证候诊断：气虚湿热、血瘀阻络。

西医诊断：输尿管结石。

治法：清热利湿，通淋排石，活血。

处方：猪苓 15 g，鸡内金 12 g，三棱 30 g，车前子 20 g（包煎），泽泻 15 g，丹参 10 g，元胡 12 g，北芪 15 g，白芍 15 g，甘草 6 g，当归 15 g，白术 15 g。

水煎服，日一剂。嘱咐患者多饮水。

二诊：右腰部疼痛减轻，无尿频、尿急，尿液呈浅茶色。

继服上方 7 剂。

三诊：神清，精神可，无发热，右腰部疼痛明显减轻，无尿频、尿急、尿痛，自诉夜间从小便中排出小石粒一颗，约绿豆大小。嘱多饮水。

心得：患者石淋诊断明确，因长期服用清热利湿排石药物，过用寒凉，正气受损，而见乏力，属气虚兼湿热下注、血瘀阻络之象。予通淋活血汤加减，清利湿热，活血通淋，兼益气健脾，使结石能顺利排出。

第五章

中医食疗学

第一节　中医食疗学与现代营养学的比较与互参

中医饮食营养学和现代营养学分属两个不同的理论体系，是我国特有的营养学特色。饮食的目的从为生存进展为生存得更健康。但由于理论体系不同，表达方式也不一样。通俗地说，传统的中医饮食观认为是尝五谷、滋五脏、调阴阳、养天年；现代营养学是算着吃、吃营养、防失衡、促健康。本文拟从理论基础、调养方法、应用特点进行对照，并在保留各自特色的前提下，探索一下如何进行互相参照、融汇运用。希望能为国人和业界人士在营养保健工作中提供参考。

现代营养学与中医饮食营养学同属饮食科学，是研究和阐述人类的饮食营养与人体健康关系的一门学问。

在我国，早在 2000 年前的《黄帝内经·素问·上古天真论》中指出："饮食有节，起居有常，不妄作劳，故能形与神俱，而尽终其天年，度百岁乃去。"

现代营养学认为，不良的饮食习惯和生活方式，是造成人类许多疾病的祸首。可以说，不管从我国几千年传统食疗养生观和现代营养学观均无不认同：食物既是人类赖以生存的必需条件，也与健康状况息息相关。

但是由于所处的历史条件、经济发展和科技水平不同，分别产生出的中医传统饮食理论（食疗）与现代营养学理论都有各自不同的特色。

下面仅就两种营养学各自的特色做一比较，以利取长补短。

一、理论基础之比较

（一）现代营养学

现代营养学是以现代饮食科学为基础的一门分支学科，是研究人类为了维持生命活动需要摄取食物与利用食物的综合过程，即人类的饮食营养与健康关系的学科。现代医学与营养学彼此虽密切相关，但随着营养学的发展，营养学与医学已相对分离并游离于临床诊疗之外，成为一个独立学科。主理或指导营养知识的人是经过专门学科训练的营养学专业人员而不是医师。

现代营养学认为，维持人体生命活动的物质是食物中的七大类营养素：蛋白质、脂类、碳水化合物、矿物质、维生素、水及食物纤维。协同起着提供热能、构成身体组织、调节生理活动三大作用。

从饮食与人的健康关系上指出：身体不适或罹患疾病，大多与饮食有关，是由营养素摄取失衡引起的（如高脂、高盐、高糖、缺钙、缺铁等）。强调健康饮食新概念是"全面、均衡""为了健康而吃，而不要为了吃而生存"，并将其作为防病、保健之要旨。

（二）中医食疗学

中医饮食营养学（称为"中医食疗"）自古源于中医学，是中医学的重要组成部分。在中医学基本理论的指导下，中医饮食营养学是一门应用食物来养生、预防和治疗疾病、促进机体康复和延年增寿的学科。早在 2000 多年前就有"食医"一职，沿至今天，能掌握和运用中医传统食疗方法的人，必须是能够掌握中医理论的中医药人士。医疗与营养两者并未分离，故在"食疗学"名称前，还冠以"中医"之称谓。

中医认为，气、血、精、津是构成人体和维持人体生命活动的基本元素，是机体进行生理活动的物质基础即能量来源。而气、血、精、津的来源赖于先天之精气及后天饮食之水谷精微（食物中摄取的营养物质），故有"食为命之基"之说。虽然还未详细认识各类营养素，但通过进具有补气、养血、益精、生津的食物，使气、血、精、津充盈，则脏腑功能健全，形与神俱。

在饮食与发病关系上讲究阴阳平衡，注重合理搭配。"生病起于过用"，认为大饥大饱、过寒过热、嗜食肥厚，均为"过用"，说明不合理的饮食会给健康带来危害，主张要养成"饮食有节，起居有常"的良好饮食习惯和生活方式。

中医学经多年实践后认为，食物、药物的来源，出自同一天然。其性能与功能相通，应用上又由统一的中医理论指导，故有药食同源、药食同理、药食同用之说。自古以来就有单独使用食物或药物，或食物与药物同用进行营养保健及调治。

二、两种营养学观点之比较

（一）现代营养学特点

1. 主张"全面、均衡、适量"

现代营养学认为，合理的饮食营养是健康长寿的保证。不合理的饮食营养、营养不足或营养过剩，都会导致各种疾病的发生、发展甚至危及生命。

所谓合理营养，是指"全面、均衡"的营养，就是说从食物中全面地得到人类所需的一切营养素，同时各营养素之间要维持生理上的均衡。

不合理的膳食，如营养过剩使得肥胖、糖尿病、心脑血管疾病、癌症等发病率增加。反之，如食物营养摄入不足、偏食或忌食，亦导致各种营养缺乏性疾病的发生，如生长迟缓、发育不良、佝偻病、贫血等。

所谓"适量"，多年来用"我的金字塔"（"健康宝塔"）图作为指导人们在健康饮食中应该包含哪类食物及在食量上的大致应占比例。而近年来美国农业部发布一张健康饮食指南图，名为"我的盘子"图，用以替代风行近 20 年而效果不大的"我的金字塔"图，该图上蔬菜和粮食两个色块最大。并建议人们大幅减少食盐摄入量，继续控制饱和脂肪摄入量。

所以饮食上倡导"全面、均衡、适量"这一现代营养学的要求，证明其有利于预防、治疗疾病和提高全民族的健康素质。

2. 以营养素为需求标准——"多除少补"

食物给人类提供所需的营养即七大营养素。但是，任何一种食物也不能提供全部营养，因此，要求人类必须进食各种不同的食物，才能保证营养素之间合理搭配、互相补充，以达到"全面、均衡、适量"的营养学要求。鉴于过去的多种原因导致的国人营养失衡，得出了若要吃得好、吃得科学，就要针对营养素的缺失或过盛从食物中加以调整的结论。如：

（1）缺什么，补什么：据报道，国人严重缺乏的营养素有钙、维生素 B_2、维生素 A，较缺乏的有维生素 B_1、维生素 C 和铁、硒元素。因此强调要补充含此类营养素多之食物。

（2）多什么，去什么：鉴于当代国人因饮食不节，好食肥腻，导致肥胖、高脂血症增多，引起高血压、冠心病、糖尿病等发病率出现快速增长，所以针对降脂、降糖、降压而倡导少糖、少盐、少脂肪已成为食物选择之训条。

（3）需什么，添什么：为减少疾病、保障人体健康，需要从食物中获取一些针对保健、防病的食物。根据植物化学素中富含花青素及抗氧化的特性可选择富含类黄酮类、胡萝卜素的食物如大豆、胡萝卜、西红柿、西蓝花、葡萄、苹果、茶叶、红酒和紫橙色食物等。

（二）中医食疗学特点

中医饮食营养学传承中医学的基本理论，不但体现出"食而有道"，而且显示出很多独特的调养方法和饮食习惯。

1. 饮食营养重视"天人相应"的整体观念

中医学认为，人与自然界是一个整体。人的生命活动与自然界现象是息息相关的，称为"天人相应"。

　　自然界有四时变化，人的生命活动需要顺应四时。故在食物选择上要适应四季气候之变化而有所不同，称为"因时制宜"。如春季：省酸增甘、清补养肝；夏季：清热消暑、健脾利湿；秋季：清热润燥、滋阴润肺；冬季：保阳潜阴、滋养五脏。

　　此外，还有"因地制宜""因人制宜"等。

2. 饮食营养遵循辨证施膳的摄取原则

　　辨证论治是中医认识疾病和防治疾病的法则，中医饮食营养的调养也遵循这一原则而采用辨证施食方法。

　　（1）先辨证候。根据各人脏腑、气血、阴阳各方面证候或体质表现进行"辨证"。按或虚或实、或寒或热、或轻或重进行归类。

　　（2）再施膳食。根据辨证分类的结果，以脏腑为中心，分别施用相应的食物进行调治，或补、或泻、或调，以期达到阴阳平衡。

　　如对体质虚弱、机体抵抗力下降、生理功能减退的"虚证"之人，用滋补性的食物补养其不足；对那些人体内部功能障碍，出现急、重、热等病理亢进的"实证"之人，用具有干预、消减、祛湿、清热、解毒特性之食物去其有余；对尚属正常体质的人，可根据平素可能出现的阴阳偏势进行动态性纾缓，使之趋向平衡。

3. "全面、平衡、食节"的营养观

　　全面搭配——正如《素问·五常政大论》所说的"谷肉果菜，食养尽之"和《素问·藏器法时论》所说的"谷肉果菜，食尽养之""五谷为养，五果为助，五畜为益，五菜为充，气味合而服之，以补益精气"，表明中华民族的饮食传统，是在素食的基础上，倡导荤素搭配、全面膳食的营养观。

　　平衡——在历代的食养和食疗中，无不按照阴阳理论而摄食，讲究阴阳平衡，注重合理搭配。有谓"调其阴阳，不足则补、有余则泻"。类似今天所指的营养均衡的概念。要求摄食中无偏寒、偏热、不偏咸、偏甜，烹调中通过材料之搭配而达到阴阳互补、五味调和，食物结构中主张荤素搭配、粗细搭配、生熟搭配、干湿搭配。在进食中遵循不偏食、不厚味、不过食、不全素、不辟谷绝食等原则，使机体保持阴阳平衡。

　　食节——"饮食有节"，古人又称为"量腹"，可比拟现代所指的"适量"。提倡不偏食、不暴食暴饮，食量有限度。而大饥大饱、嗜食肥厚，则为"过用"，而有"生病起于过用"之说。

4. 食物的选择有"因异制宜"的区别

　　"因异制宜"是因时、因地、因人制宜的统称。这是中医饮食营养学的又一特点。人们在不同的季节、时间、所处的地区以及不同的年龄、性别、职业、体质，对食物的接受、吸收、反应会有所不同，故在食物的选择上应有所分别。

因时：如夏天宜去湿，秋天宜清润，冬天寒冷宜温养。

因地：北方气候多寒凉，可多食温补食物；南方温暖而潮湿，宜多清热去湿。

因人：水果蔬菜多属寒凉，多食需有益，但虚寒体质之人食后会出现腹泻、头晕。身体虚弱之人，有因进补后反觉烦躁、失眠，此为"虚不受补"。

5. 药食结合，借力助威

中医在发生与发展过程中，"药食同源，药食同理，药食同用"等理论已被千百年实践所证实。在食物烹调中，根据需要选用一些食物与中药配伍，可起到药借食力、食助药威、相辅相成的作用。这是中医饮食营养学的又一特色。

6. "治未病"之预防措施

"冬病夏治""夏病冬治""春夏养阳，秋冬养阴"是中医学未病先防的指导思想，在饮食上同样得到体现。如中医学认为，冬主藏精，冬季是进补的最好时机，补药易发挥其功效，是年老体弱者进补调养的最佳季节。冬季进补，能使营养物质被较好地吸收，较大限度地藏敛于体内，以滋养五脏，有助于阳气的萌发，使体质增强，预防和减少日后疾病的发生。

"冬病夏治"：冬天有些阳虚阴寒内盛造成的疾病，如哮喘、"老慢支"、骨关节痛（寒痹）、五更泄、肾阳虚、水肿、甲状腺功能减退症等，如能在夏天补阳，冬天时症状就可减轻。因为夏天阳气盛，是治疗阳虚阴寒一类疾病的好时机。这样由上述阳虚导致的疾病，在夏天就应该补阳，包括多吃温阳食物，如羊肉、鸡肉，可以炖人参或熟附子或黄芪等。同时配合温阳散寒、利水的食物，如茯苓、苍术、薏苡仁等。

"夏病冬治"：有些阴虚阳亢的病在夏天会加重，那么就应在冬天加紧养阴，因为冬天是阴长的时期，阴气最浓厚，质量也最好，阴虚阳亢的病在冬天抓紧养阴，夏天时症状就会减轻。如"甲亢"患者，因为甲状腺激素分泌过多，致使代谢加快、产热增多，冬天不但不怕冷，反而怕热，那么冬天就应多进一些滋阴降火的食品，如龟、鳖、鸭肉，必要时可用丹栀逍遥丸或知柏地黄丸。

"春夏养阳"：夏时阳盛，暑热邪盛，大热耗气，气者阳也，故大热亦伤人体之阳。人的活动量增加，消耗的阳气也会增多。出汗不仅消耗津液，同时阳气也随之消耗。

夏季炎热，须少吃瓜果、冷饮等生冷之物，不要滥用苦寒清热类药物，也要少食或不食冰镇食品。适量吃一些生姜或辣椒，以散体表和胃肠内的湿寒之气免伤脾胃阳气。

阳虚体质的人，可于春夏季节，借助自然界阳气生发之势，再给予适当的养阳之品，从而起到更强的补阳作用，可以食用一些温性水果，如大枣、桂圆、葡萄，以及肉桂、干姜（煲汤用），或生姜羊肉汤等，以助阳气的恢复和振奋。患支气管炎、肺气肿及哮喘的人，春夏是补充阳气的好时节。

但需要提醒的是，"养阳"并非"补阳"，所以人参、鹿茸等大补之物，非阳虚之人，春夏还是不沾的好。

"秋冬养阴"：秋冬两季气候逐渐变凉，阴长阳消，适时养阴也是同样道理。秋冬之时，万物收敛，则可用温补五脏（五脏属阴）来改善阴虚体质，收藏体内阴精，使精气内聚，润养五脏。

中医认为，久病伤阴，许多慢性疾病如糖尿病、甲亢、高血压、慢性肾病、更年期综合征等均有不同程度的阴虚表现，养阴补虚是这类慢性疾病调理的重要原则。

秋令时可多吃"柔润"的食物，如芝麻、牛奶、羊奶、糯米、蜂蜜、银耳、燕窝、薏米、菠菜、豆浆等滋阴润肺的食物。润燥水果如雪梨、甘蔗、雪莲果、龙眼、葡萄、大枣等也都是不错的选择。

到了秋末初冬季节，则可以吃些牛、羊、鸡、狗等温性的肉类，也可饮少许醇酒，以助肾气，活血通脉。

常用的补虚方剂有六味地黄丸，可调理阴阳，滋补肝肾之阴，广泛适用于临床各类阴虚疾病，秋冬两季坚持服用，可有效改善久病阴虚体弱的症状，增强体质，缓解春夏病情。

三、营养学的应用之比较

（一）现代营养学

（1）现代营养学能吸收近代文明科技成果，对食物中各种营养素成分进行微观分析以精确和量化。

（2）对人体的营养素需求量和相互之间的平衡比例要求，阐述得较为清晰。结合人体的需求，针对性较强。

（3）进一步揭示食物中除含营养素外，在植物性食物内还富含大量具有生物活性的天然植物化合物（植物化学素），对健康有良好的作用，如抗氧化作用，改善激素代谢作用，抗菌、抗病毒、抗癌作用，调节解毒酶活性，抑制胆固醇合成，抗血栓和保护血管作用，提高免疫功能作用等。

（4）能将维生素、矿物质（如钙、锌、铁）制备成药，利于特殊需要人群之用，具有预防和治疗作用。

（5）由于研究方法存在着只对某种营养成分的单一化（通常采用"简化"的研究方法），尚难以阐明各种食物一并进食后，营养素之间的关联、互相作用的终极结果及受环境影响而产生的变化。对于个人来说也不易估计或判断自身对特定营养素的需求。

（二）中医食疗学

（1）具有完整的中医食疗学理论基础和长期实践经验。

（2）各种食物和中药均有自身的性味、归经、功效、应用方法等一套完整的理论体系。在这些理论指导下通过饮食，起到"食能祛邪而安脏腑"的强身、预防和治疗疾病、促进病后机体康复或延缓衰老的作用。

（3）在食物配备形式上针对不同的疾病和病情，有煎、酒、饭、汤、粥、茶、羹、膏、露、汁等多种烹调方法和形式。

（4）药食同源、药食同用是中医饮食营养学的独有特色。

（5）中医学与中医饮食营养学过去长期赖以经验，缺乏微观分析及实验支持，量化指标不精确，针对性较差。

（6）目前尚未能与国际交流。

四、两种营养学的互参及融通——中医体质、功能学与现代营养学结合

将中医饮食营养学所具有的特色与现代营养学有机结合，融汇运用，有利于取长补短，提升人们对营养摄取的认受性和适应性。

（一）将中医食疗学思维运用于现代营养学

（1）如现代营养学要求多食蔬菜、水果以补充维生素 C 等营养素。但中医认为，蔬果有寒热之分，人的体质亦有寒热之别，按中医"寒者热之、热者寒之"的理论，进食时，寒凉体质的人可选温性之韭菜、洋葱、大枣、桂圆肉、樱桃等；而热性体质之人可食蔬菜、西红柿、苦瓜、黄瓜、香蕉、雪梨、苹果等寒凉性之蔬果。既满足补充维生素的需求，又使不同体质的人能适应。

（2）如贫血的人按现代营养学观点需要多吃含铁量高的食物。但中医认为贫血属"血虚"范畴，而血虚并非独指现代所说之贫血，根据气短、心悸、失眠、健忘等见证，按中医"虚则补之，实则泻之"的理论，进食大枣、桂圆肉、黑豆、黑木耳、猪肝、牛肉、鸡肉等补肝养血、宁心安神之品，既能补血治血虚，也能补铁；又如对高血脂之人，需要"降脂"。中医对属痰浊湿热者用消痰浊、化湿热、洁净府之法以泻其脂，如选食山楂、白萝卜、木耳、海带、紫菜、生薏苡仁、草决明、三七、芦荟、灵芝等；虚弱之人，令食香菇、牡蛎、海参、海鱼、海蜇、山楂，泻（去脂）中有补。而偏热之人，则食用荞麦、燕麦、苦瓜、冬瓜、黄瓜、芹菜、黑木耳、生薏苡仁、马齿苋等泻热中兼有去脂作用的食物。

（二）将现代营养学思维运用于中医食疗学

（1）中医补气血虚时有"血肉有情之品"之说，所以中医补虚时，力主用"血肉有情之品"，即以动物性食物为主。如养肝明目用猪肝，益智健脑用猪

脑，补肾壮阳用鸡子、鱼子，鸡肉被称为食补之王等。但从营养成分得知，这些动物性食物都富含胆固醇，如需补"血肉有情之品"，参照现代营养学观点，则可注意选用一些含优质蛋白的食品，如鱼类、家禽类、蛋类、乳类和豆类及其制品。又如食鸡时去皮，蛋黄与猪肝虽含较高的胆固醇，但蛋黄中的卵磷脂、猪肝中丰富的铁对人体甚为有益，可选食。既可补益又可避受胆固醇增高之累。

（2）进食方法的选择：西红柿有生津止渴、健胃消食、清热解毒、凉血平肝作用。可当水果也可当蔬菜食用，如何食法？现代营养学观点认为，因其含有丰富的维生素 C 和番茄红素，如生食，可获取较多的维生素 C，以利止渴生津。如熟食则番茄红素量可增加多倍，更有益于清热解毒、活血降脂、防癌抗癌。此外，如西红柿炒鸡蛋、西红柿煮鱼过去仅作为健脾益气之用，而今天则认为是补钙之佳品。

（3）烹调方法的运用：中医学认为胡萝卜是健脾消滞、清热利肠、补肝明目之品，可生食也可熟食，而现代营养学告知，胡萝卜中含有胡萝卜素，可转变为具有治疗夜盲症和强抗氧化功能的维生素 A，但维生素 A 属脂溶性物质，因此应以油炒熟后食用为主而不生食。

（三）现代研究证明中医食疗学之科学价值

（1）食物配伍：过去一些传统的食疗，是经多年实践经验形成的，但已被当今的科学原理所证实，如南方妇女产后喜食猪蹄、鸡蛋煲姜醋，根据钙只溶于酸而不溶于水的道理，用醋煲猪蹄、鸡蛋（连壳）可使骨钙得以溶解，有利于产妇对钙的吸收。同理也包括糖醋鱼等。证明这传统食法具有科学性。

（2）"以脏补脏"：中医传统食疗中用猪脑补脑，用朱砂炖猪心补心。但这一"以脏补脏"的理论，一直备受争议，目前，这种做法，却已渐渐地被国内外医学界所应用。如用肝粉治肝病，用心粉、脑粉治疗心脑疾病，用胰腺治疗糖尿病，用胎盘治疗贫血及体弱病等，均取得一定的实效，也显示出其具有科学价值。

（3）降脂降糖减肥：古代有用冬瓜、荷叶、山楂等减肥之法，称冬瓜为"瘦人勿食"之菜。现已证实，冬瓜、苦瓜、生薏苡仁不仅利水减体重，还因这些食物中含钠很少，而且其中所含的丙醇二酸可阻止糖类转化为脂肪，可达到减肥降脂的目的。

第二节　食疗的作用与原则

中医的食疗养生，是指利用食物来调理机体各方面的功能，使其获得健康或愈疾防病的一种养生方法，也源于中医学理论指导。李时珍在《本草纲目》开篇写道："药疗不如食疗。"实质是中医"治未病"的预防医学思维。

中医自古有"药食同源、药食同用"的提法，认为药有性味、功效，食物也有性味和功效。药食结合可以"药借食力，食助药威"，达到既有食物的营养又有药性的治疗作用。

中医"药补不如食补"的理论，所说的补养含义有二：一是对体质虚弱的人士，重在"补充"，以温养脏腑、补其不足；二是对于平素身体尚健康之人，在于纾缓平衡，疏通气机，培本防病。罗老平素十分注重食疗的作用，常常寓治于食，以食物为药，并总结出食疗材料自由搭配九原则，轻松将药材入膳。

一、食疗的作用

先谈"食"。从进食食物的角度讲，要保证合理的营养状态，使之达到营养均衡（中医讲的是阴阳、气血、脏腑、寒热平衡），从而达到调理精、气、神。即今天所指的干预、调动或调整自身的免疫系统，以便预防、减轻或消除致病因素。如某些遗传病、免疫源性疾病、肥胖病、糖尿病、痛风、营养性疾病、心因性疾病、老年性疾病、心血管和关节病等。

再谈"疗"。当今在治疗方法上，也认为药物治疗非唯一的方法，也包括运动、饮食、物理治疗、心理治疗等。如高血压、糖尿病、营养性疾病等早期也主张通过运动、饮食和改变生活方式和心理进行调理。即是说，"疗"也包括"食疗"。

从中医药食同源角度看，药有药性、功效，食物也有食之性味和功效。药食结合可以"药借食力，食助药威"，达到既有食物的营养又有药物的治疗作用。今天国家规范中亦已将一百多种药物归属"菜类"，即是说它既是药也是食品，既可作营养品也可作治疗之用，如当归生姜羊肉汤、清补凉、去湿粥、川芎白芷炖鱼头，以及产后食的猪脚、鸡蛋煲姜醋等。

从科学的健康饮食观讲，现代营养学强调"全面、均衡、适量"。而中医又怎样论述呢？中医也主张全面膳食，如指出"谷肉果菜，食尽养之"，谓"五谷为养，五果为助，五畜为益，五菜为充，气味合而服之，以补益精气"；同样亦讲究"平衡"，即利用食物性味合理搭配，如食物结构中主张荤素搭配、粗细搭配、生熟搭配、干湿搭配，而达到阴阳互补，使机体保持阴阳平衡（均衡）；进食量也主张"适量"（中医称为"量腹"），谓之"生病起于过（食）

用", 也反对暴饮暴食。与现代营养学观点异曲同工。

中医食疗优势是什么?中医食疗讲究环境、节令和体质。尤其认为,不同人群体质确有千差万别,不同的个体,其生活地域、环境、习惯,对食物、药物的反应各有不同的特质,在食疗上,中医按照不同的体质进行"辨证施食"调治。

食疗中要注意什么呢?"食疗"不但指"食宜",而且还指"食忌"。中医主张"辨证施食",其实,西医除了在治疗上强调个体化治疗外,同样也有饮食宜忌,如对"三高"病、过敏性疾病、肾病、痛风病、糖尿病等。所以说中西营养学表达虽不同,但没有根本矛盾。

二、食疗的原则

(一)病药相连

针对所患之病选用药膳材料,以起到辅助治疗作用。如病于"湿",中医认为,主要是指"湿邪"困于脾胃,使胃肠的消化、吸收功能不佳而引起消化系统症状,表现为腹部胀闷感,食欲不振,恶心呕吐,嗳气冷酸,口淡无味,大便不畅或泄泻。或在春夏之间,身体困倦,时觉头重、肢乏易疲等。可选用健脾化湿利水之中药作膳食,如用淮山、泽泻、扁豆、生薏米、木棉花、灯芯花煲粥等。这些是广东人夏天煲"去湿粥"的常用材料,因其气味甘淡、老少咸宜,是民间普遍采用之食料。如夏天暑热口渴、小便黄赤,可用清热解暑、利水渗湿之荷叶清暑祛湿汤(荷叶、木棉花、薏苡仁、赤小豆、白扁豆、冬瓜、鸭一只或瘦肉一斤),可供全家食用,既可消暑又有益于健康。

(二)时令相系

中医讲究天人相应,自然因素(包括季节、气候变化,昼夜变化,地理环境等)对人体的生理活动、病理变化及疾病的治疗都有一定影响,药膳材料的选用也要相应变化。如秋令,气候冷暖变化无定,是呼吸道疾病易发季节,加上秋高气爽,气候干燥,患呼吸道疾病之人,常觉干咳无痰、咽喉干热或痰少不爽,有时会有痰中带血(尤其患支气管扩张患者),这是由于感受秋令燥热之邪致津液亏损,宜滋阴润燥,可选用沙参、玉竹、百合、南北杏、莲子、雪梨、雪耳等作汤料或煮羹,如南北杏蜜枣菜干猪肺(猪肉)汤、沙参玉竹百合莲子羹、雪梨炖冰糖、燕窝炖瘦肉、川贝炖雪梨、红萝卜竹蔗马蹄粥(糖水)等。到了夏天暑湿季节,又要消暑祛湿了。到了冬天,可以补五脏。中医称之为"因时制宜"。

(三)补泻相辨

但凡身体不适,需要调养,必须先辨其体质。虚者为脏腑功能衰退,抗病能力下降,多属年老体弱或病后欠补之表现。而体质壮实之人,精气旺盛邪不易侵，但忌温燥辛辣，否则容易"上火"，一旦受外邪所侵便会表现出强烈的热病反应。故日常之调养原则为：虚性体质之人宜温补，谓"虚则补之"；壮实体质之人宜清泄，谓"实则泻之"。

中医又有"秋冬养阴""冬主封藏"之说，是指秋冬天正是收敛、潜藏精气季节，最宜补养精气津血。因秋冬气候清凉，人觉舒适，食欲增强，吸收较好，及时补养可起到培本防微、增强体质及对疾病的预防作用。秋天天气干燥，进补时要注意滋润，故以滋阴润燥为主，如用润燥雪耳汤（百合、玉竹、雪耳、南杏、蜜枣加生鱼半斤或水鸭一只），有养阴、润肺、清燥的作用。二参汤（太子参或西洋参、沙参、石斛、玉竹、桂圆肉加瘦肉或鸡肉）有益气养肺、润燥生津作用。

冬天气候寒冷，气血不足、肝脾肾亏虚之人，大可峻补。平素食少、泄泻之脾胃虚寒之人可用党参、淮山、芡实、砂仁猪肚汤、冬瓜陈皮老鸭煲、瑶柱冬菇焖节瓜。补养气血之人可用人参北芪杞子红枣炖鸡、参归兔肉补虚汤（兔肉、党参、当归、淮山、红枣、杞子）。时觉头晕、耳鸣、腰膝酸痛、性功能下降、肝肾亏虚者，可用补肾壮元汤（淮山、肉苁蓉、核桃仁、菟丝子、羊肉或牛脊骨）以达温阳补肾、延缓衰老之作用。用巴戟当归炖羊肉、淮山杞子杜仲炖水鱼、香菇炖海参，或食虾对提高性功能有一定帮助。

对于体质壮实之人要多注意纾缓平衡。体质保养时只宜平补，不宜温补，所谓平补是指用补而不燥、滋而不腻之平补或清补之食物，而且特别要注意防止内热蕴结和外邪入侵，平时要多食清热降火之品，可用淮山、石斛、莲子、雪耳之类，少饮或不饮酒。对于平素易"上火"之人，可常服菊花、夏枯草、红萝卜、白萝卜、马蹄、茅根、竹蔗水等寒凉性食品，既可防止积热太过又可保持大便通畅。

（四）寒热相别

这是依据人的体质或状态对食物属性的选择方法，如一些体质偏于寒的人士，往往表现为面色苍白，畏寒、手足冷，口淡不渴或喜热饮，小便多而清，大便稀溏。该类人宜用温性食物，并考虑到消化吸收能力，对不易消化的肉类，要循序渐进、逐步添配。食疗上可配用淮杞炖牛肉、红烧鲤鱼、栗子焖鸡等。如果体质偏于热，人常觉身热咽痛、面红、目赤、口鼻气热、口干喜冷饮、小便黄浊、大便干结、烦躁好动，宜多吃寒性食物，而不宜食辛辣、温热之食物，如苦瓜排骨煲，冬瓜薏米扁豆煲水鸭汤，红白萝卜，竹蔗马蹄鸭肾汤，大芥菜排骨煲，茅根、竹蔗、马蹄水、西洋菜生鱼猪骨汤等，以起清热泻火之功效。

（五）温润相配

虚弱的患者通常用温热性补品以调补，但用量过大，时间过长，也可能导致温药太过而化燥。南方气候温热，人容易"上火"，特别对于一些"虚不受补"之人，体质本有虚热，只适宜用滋阴清润之品，过于温燥，更使其内热加重如火上加油，既伤其脾胃也伤其阴，反觉不适，故对于此类人士的食物选配，要注意在选用温补之品的同时加上清润之品搭配。

如神经衰弱之人，常有失眠、心悸、心烦、潮热、健忘等表现，在选用花旗参、杞子、红枣炖乳鸽一款食疗中，杞子为温热性之养血、补肝肾药，配以花旗参之益气而清润，红枣之养血而滋阴，则起到养血、安神、滋阴、润燥、养颜的功效。此外，当归、冬虫草、桂圆肉炖乳鸽，淮山、杞子、红枣炖牛肉和用于补血养颜、黑发乌须、润肠通便之首乌、南枣煲牛腩（何首乌 30 克、炒过的黑芝麻 30 克、南枣 6 个、生姜 2 片、牛腩 500 克）等，也体现出温与润相配的道理。

（六）药肉相添

每一款食疗，当然首先是一种菜肴，虽不能充分显出色香味美，但起码要口感良好。而中药所具有的特殊气味，却使一般人不乐意接受，轻者不愿下咽，甚者引起恶心。所以，在选用中药作为药膳材料时，多选取一些带甘、淡、香、甜的，有些略带苦、酸但不为过，另外有些食物（药物）寒凉性或温热性即偏性较大，为了中和药物的气味和寒热属性，在食物（药品）与肉类之间要配合恰当，才能做到既补身又可口。

气味重而热性大的药物如当归、首乌、田七，味带苦的如人参，宜用味浓厚之肉类如羊、牛肉，以掩盖药物之异味。性味寒凉之品西洋菜、苦瓜、白萝卜、白菜、绿豆、鱼腥草、板蓝根等，用肉类或生姜配伍以制其寒。性味甘淡的如淮山、西洋参、杞子可配用味淡的肉类如猪肉、鸡肉、兔肉、排骨、乳鸽以保持食品之甘香。气薄而味淡的药物如扁豆、薏米、淮山、莲子、百合可与味淡之肉类如鱼类、鸡蛋、海蜇、海参、雪蛤配用。

（七）果药相兼

一些果类食物其味多甘甜而且有药用价值，如龙眼肉之益气养心、健脾生津，罗汉果之化痰止咳、利咽开音，雪梨之生津润燥、清热化痰，百合之润肺止咳、清心安神，还有白果之敛肺平喘、佛手之疏肝理气等。利用其甘润之平和药性可作为日常饮料及食用佐料，可常服常安。如用于声音嘶哑、咽喉不适之清音茶（胖大海 3 粒、千层纸 3 克、桔梗 6 克、甘草 3 克、蝉蜕 3 克、罗汉果 1/4 ~ 1/2 个）；皮肤干燥用蜜汁花生红枣糖粥；润肺清燥用雪耳羹（百合、玉竹、雪耳、南杏、蜜枣）、南北杏川贝炖木瓜、冰糖炖雪耳雪梨等。

（八）苦甜相搭

但凡进补，自然想到食人参、黄芪、当归、田七、熟地等。因为这是大补气血必不可少的佳品。可知这类药物虽为补品之首选，但都带有苦味，服药不嫌苦涩，但食疗讲究可口。要想做到既能补养又可口，便要注意搭配得当，如补气健脾之人参、北芪、莲子、百合冰糖粥，益气养血、滋阴养颜之养颜茶（西洋参 3 克、枸杞子 10 克、龙眼肉 6 克、麦冬 10 克、五味子 6 克、何首乌 10 克、山楂 10 克、大枣 10 克），抗疲劳提神醒脑之人参乌鸡汤（人参、乌鸡、杞子、龙眼肉、淮山、陈皮、红枣），都是用龙眼肉、冰糖、大枣去配伍苦味之参、归、芪等，以甜味中和药物之苦味。

（九）老少相顾

保健饮食常针对个人所需而烹制，但作为平素的健体、养颜、减肥、去湿消滞之类的保健食疗，也不妨选用一些全家适合之膳谱。如鲨鱼骨滋润汤（鲨鱼骨、沙参、玉竹、杞子、陈皮、鸡、瘦肉）有滋阴健脾、补充钙质之用，陈皮鸭肾汤（西洋菜、鸭肾、陈皮、蜜枣、生姜）有健脾清热去湿消滞之效，荷叶、青瓜与西红柿皮、苦瓜、冬瓜、豆腐、香菇、苹果、海产品等配伍有降脂减肥作用。

关于饮食原则，罗老主张"全面、均衡、适量"。不必过分强调戒口。几十年来，他未吃过保健品。为了通俗易记，他为健康饮食编了顺口溜：少糖、少盐、少脂肪；多果、多菜、多纤维；四只脚不如两只脚，两只脚不如一尾、一脚或无脚。"四只脚"指畜类，"两只脚"指禽类，"一尾"指鱼及水产类，"一脚"指菇类，"无脚"指蛋类、豆类、奶类。

特别提醒，食疗主要是辅助治疗和保健的养生手段。对于食疗，莫忽视，莫盲从，不要让"食疗"承担过多的治疗责任，有病还得请医生治疗。

第三节　药膳食疗材料之食物的属性和功效

中医有"药食同源""药补不如食补"之说，但体质补养不能一曝十寒，需要长期的稳定进行，用食而补之的办法可达到此目的。

补养的含义有二：对体质虚弱之人，重在于"填补""补充"，以温养脏腑、补其不足；对于平素身体尚健康之人，在于纾缓平衡，疏通气机，培本防微。

了解自己体质，了解各种食物的属性，明白各种食谱的配备原则，因地制宜，因材施配，自己主动配备食谱，亲自动手配备出既强身又可口的膳食来。

食物的属性和功效：

（1）清热类：具甘寒苦寒性味，有清热、泻火、解毒等功效，常用于热证。

食物：苦瓜、冬瓜、黄瓜、丝瓜、葫芦瓜、白萝卜、西洋菜、白菜、芥菜、绿豆、赤小豆、薏米、西瓜、马蹄、雪梨、竹蔗。

药物：金银花、菊花、茅根、鱼腥草、板蓝根、川贝。

（2）清补类：具甘、凉性味，有清热解毒、润燥生津功效。常用于发热伤津，热病恢复后期津液亏损，清热又不伤正气。

食物：白菜、菜心、节瓜、菠菜、豆角、莲子、海带、绿豆、薏米、红萝卜、豆芽、豆腐、甘蔗、雪梨冰糖、鸡蛋、鸭蛋、蚌肉、鸭、兔等。

药物：花旗参、沙参、玉竹、百合、雪耳。

（3）平补类：具平和性味，既不过于寒凉，又不偏于温热之特性。有补益气血、和中养颜之功效。宜作疾病恢复及日常保养之用。

食物：香菇、金针花、黑木耳、芝麻、红枣、蜂蜜、花生、葡萄、橙子、苹果、杧果、牛奶、猪肉、鸽、鸡蛋、生鱼、淡菜、水鱼。

药物：扁豆、芡实、淮山、莲子、冬虫草、天麻、太子参、黄精、杞子、桑寄生、阿胶、牛大力。

（4）温补类：为温热性较大的补益类，有温中补阳、散寒之功效。可用于体质虚弱及抗衰老。

食物：荔枝、花生、茄子、红糖、糯米、牛肉、羊肉、鸡、鹧鸪、鲤鱼、黄鳝、虾。

药物：桂圆肉、人参、党参、北芪、当归、首乌、熟地、巴戟、杜仲、鹿茸、牛膝。

（5）辛散类：具辛温、辛热性味，有辛通行气、兴奋气机之功效。少量可作佐料以醒脾。

食物：生姜、大蒜、洋葱、花椒、胡椒、白酒。

药物：淡豆豉、茴香、紫苏叶、陈皮、砂仁、桂枝。

第四节 按病理体质分型的食疗法

中医将人类的病理体质大致分为九种类型：阳盛型、气虚型、血虚型、阳虚型、阴虚型、血瘀型、痰湿型、气郁型、特禀型。

1. 阳盛型

阳气亢盛，功能亢进，能量代谢增高，热量过剩，多为发热或"热气"（上火）者，亦有壮实体质之人发生。

表现：发热或烦热，面红目赤，烦躁，口干，口苦，咽痛，口臭，大便结，小便赤，舌质红，苔黄，脉洪数。

调养：清热，下火，解毒。

食物：多喝水，多吃鲜蔬菜、水果。

中药：菊花，夏枯草，茅根，金银花。

不宜：辛辣、燥热炸烤及刺激性食物，如浓茶、咖啡、辣椒、羌活、牛羊肉、荔枝、龙眼、人参、当归及鹿茸等。

2. 气虚型

脏腑组织功能减退，病位在肺脾，多见于慢性病和呼吸功能衰弱者，如肺气肿、贫血、手术后、放化疗后。

表现：面色白，少气懒言，神疲乏力，或头晕目眩，自汗，活动时诸证加重，舌质淡，苔白，脉虚无力。

调养：健脾益气。

食物：米、麦、豆类、薯蓣、红萝卜、香菇、牛奶、蛋类、鸡肉、牛肉、瘦猪肉、鱼类。

中药：人参、北芪、淮山、大枣、蜂蜜。

3. 血虚型

血液亏损，脏腑、经络与组织失养，病位在心脾肝，多见于产后、手术后、月经过多、营养不良、慢性病者。

表现：面色苍白或萎黄无华，唇色淡白，爪甲色淡，头晕目眩或闭经，舌质淡苔白，脉细无力。

调养：补血养血。

食物：红萝卜、龙眼肉、荔枝、红枣、海参、肝脏及牛奶。

中药：当归、首乌、熟地、杞子、大枣、阿胶、桑葚。

4. 阳虚型

阳气虚衰，能量代谢减弱，阴寒内盛，体温不足，病位在肾肺，多见于慢性病后期或老人、体弱者。

表现：面色苍白或晦暗，精神萎靡，身体蜷卧，形寒肢冷，倦怠无力，腰膝冷痛，纳差，大便溏泄，小便频或失禁，舌淡胖嫩，脉沉迟弱。

调养：温补肾阳。

食物：韭菜、核桃仁、洋葱、鳝鱼、淡菜、海参、牛羊肉、鹿肉、动物肾脏、鸽蛋。

中药：鹿茸、淫羊藿、巴戟、杜仲、肉苁蓉、蛤蚧、冬虫草。

5. 阴虚型

机体精血，津液亏损，阴不制阳，致阳气相对偏旺，形成虚性兴奋状态，病位于肺、肝、肾，多见于神经官能症、长期低热、妇女更年期。

表现：头晕目眩，面热潮红，多汗，口干咽燥，或耳鸣耳聋，或五心烦热、心悸失眠，或腰膝酸软、盗汗遗精，或骨蒸潮热。

调养：滋阴清热。

食物：白菜、雪梨、葡萄、黑芝麻、雪耳、黑木耳、牛奶、猪肉、猪皮、甲鱼、墨鱼、龟肉。

中药：沙参、玉竹、天冬、麦冬、百合、石斛、黄精、杞子、桑葚、生地。

6. 血瘀型

因气滞、气虚、寒邪、痰浊等导致气血瘀滞不通、阻闭脉络，发生于局部皮肤或全身。病位于心、肺、肝，多见于心肺功能不全、心脑血管病、肝硬化、脑梗死、冠心病、脉管炎、各种出血症、肿瘤、紫癜、外伤、跌仆。

表现：肿块，痛处不移，皮肤紫红，唇甲青紫，鼻血，齿血，便血，尿血，痔血，月经过多，舌有瘀点、瘀斑，脉涩。

调养：活血化瘀。

食物：深海鱼、绿叶蔬菜、酸味水果、糙米、豆类、花生、核桃、红萝卜、瓜类、芹菜、番茄、海带、紫菜、黑木耳、海参、海蜇、淡菜。

中药：川芎、桃仁、山楂、郁金、牛膝、银杏。

7. 痰湿型

过食肥甘，缺少运动，痰湿内盛，膏脂积聚。病位于脾、心、肺，多见于肥胖症、冠心病、高血压。

表现：形盛体胖，身体重着，肢体困倦，胸闷痞满，痰涎壅盛，头晕目眩，嗜食肥甘醇酒，神疲嗜睡，苔白腻，脉滑。

调养：化痰，理气消脂。

食物：燕麦、荞麦、赤小豆、冬瓜、苦瓜、青瓜、生薏仁、卷心菜、白萝卜、水果、蔬菜、海参、海蜇、香菇、芦荟。

中药：山楂、普洱茶、绿茶、鸡内金、麦芽、首乌、杞子。

8. 气郁型

情志内伤，肝气郁滞，病位于心、肝、脾、肾，多见于神经衰弱、癔症、抑郁症、焦虑症、更年期综合征。

表现：精神抑郁，情绪不宁，急躁易怒，易哭，胸部满闷，胁肋胀痛，不思饮食，咽中如有异物梗塞，大便不调，舌质红、苔白或黄腻，脉弦。

调养：疏肝理气。

食物：绿叶蔬菜、香蕉、苹果、紫菜、百合、核桃仁、芡实、莲子、莲子心、酸枣、草莓、牛奶、牡蛎、兔肉、鹌鹑、蜂蜜。

中药：小麦、百合、玫瑰花、茉莉花、合欢花、桑葚、菊花、五味子、佛手、灵芝。

9. 特禀型（过敏）

"特"指的是特殊，"禀"说的是禀赋，特禀体质就是一种特殊禀赋体质，这种特殊性来源于先天，与父母的遗传密不可分。

表现：多为先天禀赋不足，平素体质较差，与外界平衡能力低下，排斥性强，常态下维持着阴阳平衡的易感态，当遇外邪、致病因子、致敏因子侵袭时，可迅速发病；舌象：舌体多瘦小、质红。脉象：脉象多见细数。易患各种过敏性病症。

调养：饮食宜清淡、均衡，粗细搭配适当，荤素配伍合理。多食益气固表的食物。

食物：

五谷：糯米、燕麦、小麦、薏苡仁等。

肉类：猪肉、鸡肉、鱼肉。

蔬菜：胡萝卜、番茄、金针菇、黑木耳、蘑菇、青椒、木瓜、卷心菜、花菜等富含维生素 C 的蔬菜。

水果：大枣、鸭梨、石榴、桑葚、葡萄、番茄、橘子、猕猴桃、苹果、西红柿、草莓、樱桃、红枣等。

其他：蜂蜜。

中药：荆芥、白芷、薄荷、蝉蜕、甘草、生姜、钩藤、蒺藜、人参、黄芪、茵陈、防风、白藓皮、旱莲草、防风、艾叶、金银花、黄柏、苦参。

不宜：少食荞麦（含致敏物质荞麦荧光素）、蚕豆、白扁豆、牛肉、鹅肉、鲤鱼、虾、蟹、茄子、酒、辣椒、浓茶、咖啡等辛辣之品、腥膻发物及含致敏物质的食物。

第五节　周围血管疾病的饮食宜忌

一、血栓性疾病

周围血管疾病是一类以四肢血管病变为特征的疾病，主要累及四肢的中小动、静脉。动脉疾病常见有血栓闭塞性脉管炎、急性动脉栓塞、大动脉炎、闭塞性动脉硬化症；静脉疾病有下肢静脉曲张、血栓性浅静脉炎、深静脉血栓形成，其他如糖尿病、坏疽等（当今认为糖尿病也属于血管病）。其主要病理变化无不与血管栓塞有关，即属于中医所指的血瘀病范畴。因此日常应多进食带有活血化瘀功能的食物和食疗用的中药，对治疗有一定的辅助作用。

1. 宜

（1）饮食要清淡、易消化、营养均衡，保证维生素、蛋白质的摄入量，以满足患者热量和身体消耗的需要。尤其是富含维生素类的蔬菜、水果、谷物及适当的肉类。

（2）属虚寒和血瘀型的患者宜选用温性和活血的食物及中药，以达到温经散寒、活血通络的作用，如牛肉、羊肉、鸡肉、瘦猪肉。

（3）食物：多吃有活血化瘀、防治血栓形成的食物，例如玉米油、花生油、黑木耳、紫菜、海带、燕麦、油菜、芹菜、芝麻、醋、蛋类、鱼类、乳及乳制品等。适当饮茶和少量低度酒以促进微循环。

（4）中药：活血化瘀的中药有三七、山楂、川芎、丹参、牛膝、益母草、桃仁、毛冬青等。

2. 忌

（1）忌烟、烈性酒、浓茶、咖啡及辛辣性食物。

（2）忌食鹅肉、鸡头、鸭头、驴头肉、虾、蟹、大豆类等"发物"（因人而异）。

（3）忌寒凉生冷食物，如冰淇淋、冰冻饮料。

二、闭塞性动脉硬化症

闭塞性动脉硬化症是由于动脉管壁内有大量的胆固醇沉积，造成脉管壁粥样硬化、管腔狭窄的疾病。当血管严重或完全栓塞时则出现患肢缺血性疼痛、坏死。本病与吸烟、高脂饮食、遗传等因素有关。所以，平时注意饮食调治成为预防及治疗的重要一环。

1. 宜

（1）宜"三少、三多"：少盐、少糖、少脂肪，多果、多菜、多纤维。按正常成年人健康饮食标准要求，每天适宜进食量为：盐不超过 5 克，糖 25 克，油脂类 25 克，水果类 100～200 克，蔬菜类 400～500 克。还有奶类及奶制品 100 克，豆类及豆制品 50 克，畜禽肉类 50～100 克，鱼虾类 50 克，蛋类 25～50 克，谷类 300～500 克。这样既可保证维生素、蛋白质的摄入量，同时又能满足人体热量消耗的需要。当然，对于患者来说，维生素及蛋白质的需求量要更多些。

（2）宜食低胆固醇的食物。按含胆固醇量由高至低的肉类食物分类：含胆固醇量最高的有猪脑、牛脑、羊脑、猪肝、蛋黄，其次为鱿鱼、墨鱼、蟹黄、鱼子、酥油、黄油、贝类、羊肉、鸡肉、鸽肉，较低的有鹌鹑、瘦猪肉、牛肉、鸭肉、兔肉、鳗鱼、蟹肉、黄鳝、甲鱼。

（3）多选食不含胆固醇或含"好"胆固醇的食物有：五谷类（尤其玉米、土豆、荞麦、燕麦、芋头、全麦面包等粗粮）；豆类及豆制品；坚果种子类（山楂、杏仁、桃仁、芝麻、花生、瓜子）；水果、蔬菜类；菌藻类（香菇、蘑菇、木耳、海带、紫菜等）；禽蛋白；水产类（海蜇、海参、大多数的河鱼和海鱼，如青鱼、草鱼、桂鱼、鲤鱼、黑鱼）；植物油（除椰子油外）。

（4）维护血管健康的有益食物：蘑菇、荞麦、燕麦、海鱼、洋葱、大豆、橄榄油、茶籽油、番茄、山楂、胡萝卜、玉米、薯类（红薯、土豆、山药）、苹果、海带、红葡萄酒等。

（5）中药：首乌、黄精、杜仲、泽泻、山楂、草决明、金银花、三七、灵芝、枣仁、荷叶、人参、石斛、杞子、芦荟、马齿苋、甘草等有降脂或抑脂作用。

（6）适量饮茶（包括绿茶、红茶、山楂茶）或适量红葡萄酒（每日不超过 100 mL）。

2. 忌

（1）忌食高胆固醇食物如猪油、牛油、羊油、鸡油、黄油、奶油等动物油，动物脑、肝、内脏，以及蛋黄、鱿鱼、蟹黄、鱼子、贝类（螺肉、蚌肉、蛏肉）等。

（2）忌食过甜、过咸及高脂肪的食品及饮料。

（3）忌烟、酒及辛辣、熏烤、刺激性食物。

三、糖尿病肢体动脉闭塞症（糖尿病坏疽）

糖尿病患者往往会出现不同的慢性并发症，主要有大血管病变（冠心病、脑血管病、下肢动脉病变)、微血管病变(肾病、视网膜病变、心肌病)、糖尿病性神经病变、眼部其他病变(眼底病变、白内障、青光眼、屈光改变等)和糖尿病足(运动神经病变、糖尿病坏疽)。

糖尿病性下肢动脉闭塞症是糖尿病坏疽的原因,而导致下肢动脉闭塞又是血管出现动脉粥样硬化的结果。临床所见,经常有糖尿病患者伴随血脂异常的情况。这是因为人体糖代谢与脂肪代谢之间存在密切关系。统计表明,约七成糖尿病患者伴有血脂异常,二者往往又互为因果、相伴相随,从而导致患者病情恶性循环。高血糖可损伤血管内皮完整性,增加血液的黏滞性和凝固性;胆固醇的沉积又促进动脉粥样硬化形成,以致出现血管栓塞、缺血,最终发生组织坏死、脱疽。所以在治疗糖尿病性肢体动脉闭塞症时,必须把握控制血脂和控制血糖两个重要环节。在食疗上同样也要遵循这些原则。在药物治疗的前提下,选择一些有利于降脂、降糖的食物,有助于起到预防和辅助治疗作用。

1. 宜

(1)宜控制高胆固醇食物的摄入(详见"闭塞性动脉硬化症")。

(2)宜控制高糖类饮食,但可维持正常的蛋白质和脂肪的摄入。

日常可选用下列食品。

①蔬菜、菌类:蘑菇、冬菇、苦瓜、蕹菜、黑木耳、紫菜、冬瓜、洋葱、大蒜、红萝卜、西红柿、黄瓜、菠菜、南瓜、大白菜、小白菜、油菜、莴笋、韭菜。

②谷食类:粗粮、绿豆、赤小豆、黑大豆。

③畜禽类:兔肉、白鸽、猪胰、瘦鸭肉。

④水产类:鲫鱼、鲤鱼、鲩鱼、扁鱼、海参、海蜇。

⑤油类:豆油、茶油、菜籽油、玉米油、橄榄油、花生油。

⑥代糖:宜用木糖醇、甜叶菊。

(3)确有一定降糖作用的中药,如人参、黄芪、山药、生地、山楂、葛根、天花粉、桑叶、玄参、玉竹、黄精、白术、茯苓、泽泻等。

(4)糖尿病患者如何选吃合适的水果?糖尿病患者能否吃水果?答案是肯定的,但也要有所选择。因水果中含大量的维生素、纤维素和矿物质,是人体需要摄取的营养素,亦有利于保持大便通畅,尤其在血糖已获控制后不必一概排斥水果。

如果按同样重量的水果来比较的话:

①含糖量较低的水果有黄瓜、石榴、番茄、西瓜、草莓、樱桃、柠檬、山楂、猕猴桃、葡萄、李子、菠萝、青梅、椰子、橄榄、枇杷等。

糖尿病患者可以选用。

②含糖量稍高的水果有桃、鲜柿、杏、橙、苹果、甘蔗、橘、香蕉、梨、枇杷、柚等。糖尿病患者小心选用。

③含糖量高的水果有鲜枣、蜜枣、柿饼、荔枝、葡萄干、桂圆及蜜饯水果等。因含糖量较高，糖尿病患者禁食。

④糖尿病患者食水果的提示：A. 某些蔬菜可作为水果食用，如西红柿、黄瓜等每百克食品含糖量在 5 克以下，又富含维生素，适合糖尿病患者食用。B. 不要光看含糖量，还要讲究食量。如按 100 克计算，西瓜含糖 4%，梨含糖 9%，香蕉含糖 20%，看上去西瓜含糖虽少，但吃上 500 克，就相当于香蕉 100 克、梨 170 克，摄入的糖量会较高，所以食量也不可过多。C. 水果吃法也要讲究，通常所说"饭后果"是不科学的。水果不要在餐后马上吃，可在两餐之间或睡前进食。可以边吃边观察，即在食了水果之餐后 2 小时测尿糖，若尿糖增加则需减水果量。如水果减量后尿糖仍高，应适当减少主食量。

（5）宜饮茶。茶是公认的健康饮品。因茶不含糖，而含有蛋白质、氨基酸、碳水化合物、脂肪、矿物质、维生素、粗纤维和水等 7 类用以维护人体健康、提供生长发育所需要的营养素，所以茶具有多种保健功能，如防止机体老化、利尿、提神、健脑、助消化、抗辐射等作用。因此在无糖饮料中，茶是糖尿病患者的最佳饮品。

日常习惯饭后即饮茶是不科学的，因茶中含有鞣酸，其与其他食物中的钙、铁结合为不溶性物质，可妨碍机体对钙、铁的吸收。所以饮茶宜在饭后半小时以上。

2. 忌

（1）忌甜食，如糖果、点心及含糖食品、饮料等。因其主要含蔗糖，进食后很快吸收并转化为葡萄糖，血糖会明显升高。

（2）忌过量进食高碳水化合物（含淀粉高）的食物，如红薯、白薯、大米等。淀粉食物经过消化变成葡萄糖被吸收，所以一定要控制进食的量，一般每人每天大米应控制在 250～300 克（5～6 两），饥饿时可用蔬菜、蛋白、肉类食物充饥。

①少吃精加工的淀粉食物，如精面馒头、面包、精米饭，因其血糖生成指数高达 80% 以上，而且，经过精加工的淀粉食物，易消化吸收，也就更容易升高餐后血糖。

②少吃糯米和糯米制品。因糯米比白米含糖量高，更容易升高血糖。

③少吃粥。因吃粥比吃米饭吸收快，血糖比吃米饭升高得更明显。

（3）控制脂肪类食物的摄入，包括动、植物油脂含量高的食物及动物内脏等，以免引起血脂升高，引发或加重心脑血管病及糖尿病本身病变。

（4）忌吃含糖分高的水果、干果、蜜饯食品。其他水果进食时也应注意不要摄入太多，吃水果也最好在两餐之间吃，这样可以减缓餐后血糖的升高。

（5）忌烟、酒、辛辣刺激性、油炸、烧烤等食物。在病情允许的情况下可稍稍饮一杯（每天摄入酒精含量少于30克）干红葡萄酒或啤酒，但应减去半两主食。

第六章

周围血管病专论

第一节　内外治并重，攻治脉管炎

血栓闭塞性脉管炎是一种慢性复发性中、小动脉和静脉的节段性炎症性疾病，表现为患肢缺血、疼痛、间歇性跛行、足背动脉搏动减弱或消失和游走性表浅静脉炎，严重者有肢端溃疡和坏死。本病多见于青壮年，好发于下肢。20世纪70年代，罗老与科室专家一起专研脉管炎，并提出中西医结合的方法。

一、中医内治

中医证型分为以下5型。

1. 阴寒型

此型多见于脉管炎早期或恢复阶段，是寒邪过盛、寒凝血瘀、经络阻塞而出现的阴寒征象。患肢喜暖怕冷，麻木疼痛，出现"早冻足"，遇冷则甚，得暖则缓。局部皮肤苍白、潮红、紫红色，触之冰凉，属早期者无溃疡或坏疽，属晚期恢复阶段者创口虽愈合，而寒凝征象仍存。舌质淡、苔薄白，时有齿痕。脉沉细或迟。

2. 气滞血瘀型

患肢营养障碍，足部紫红、暗红或苍白，足趾端或足底有瘀斑，小腿下垂时颜色变深加重，患肢持续性胀痛，活动时症状加剧，足背动脉、胫后动脉脉搏消失或明显减弱。舌质红绛或紫暗，苔薄白，舌质瘀点或舌底脉络怒张、迂曲。脉沉细涩。

3. 热毒型

此型是气滞血瘀、寒湿郁久化热而致的热毒炽盛阶段。严重坏疽伴继发感染者，主要表现为热毒症状，包括局部坏疽、溃烂、发红、灼热、肿胀、脓多、具有恶臭，患肢疼痛剧烈，双手抱足，彻夜不眠，喜凉怕热，全身消瘦，可伴有恶寒、发热、出现寒热往来及不规则弛张高热等毒血症症状。精神烦躁或抑郁，食欲不振，大便干燥，小便短赤。舌质红绛，苔黄腻、黄燥，或出现黑苔。脉滑数、洪大或弦数。

4. 湿热型

对于溃疡继发感染及部分恢复阶段的患者，此型为气滞血瘀、寒湿郁久化热的初期阶段，呈湿热互结症状。患肢发凉和怕冷的程度较轻，行走时酸胀、沉重、乏力、足部潮红或紫红肿胀，小腿和足部反复发作游走性血栓性浅表静脉炎，表现为红斑结节或索条状肿物，局部红肿热痛，压痛明显。此时若有溃疡和坏疽，可见分泌物较多，疼痛加重甚至可导致彻夜不眠。舌质红，苔滑或黄腻。脉弦数或滑数。

5. 气血两虚型

此多见于恢复阶段或早期血栓闭塞性脉管炎伴身体虚弱者，此型一般是指病久气血耗伤，营卫不和或身体虚弱的患者。患者身体虚弱、消瘦无力、面容憔悴微黄，患肢肌肉明显萎缩，皮肤干燥脱屑，毛发稀少，趾（指）甲干燥肥厚，变形且脆，生长缓慢或不见生长，创口经久不愈合，肉芽暗红或淡红，脓液稀少。舌质淡，苔薄白，舌边明显齿印。脉沉细无力。

罗老和科室同事一起研制出纯中药的脉一方、脉二方、脉三方、脉四方，最终筛选出中药复方脉复生、脉得安，并结合西药扩张血管、抗生素抗感染等治疗，大大提高了脉管炎患者的疗效，降低了截肢率。

脉复生合剂由熟地黄、蛇舌草、当归、牛膝、鸡血藤等组成，具养血补虚、活血祛瘀、清热通络之功。脉复生临床应用多年，无过度凉血加重血瘀，又无活血加重湿热之虞，是岭南地区治疗脉管炎的代表方。脉得安由蛇舌草、虎杖、田基黄、毛冬青等组成。治法：清热解毒。根据病邪的强弱、气血的虚实，或单独或组合选用脉复生、脉得安，可获得良好效果。

脉管炎总的病机是"以虚为本"。因"邪之所凑，其气必虚""脱疽之止生于四余之末，气血不能周到也，非虚而何？"。但罗老认为，在脉管炎病情发展的不同阶段，治疗方法也有所不同。必须注意辨证施治的正确应用，才能收到良好的疗效。

阴寒型和血瘀型属虚寒，以气虚血滞为主，治疗上可以使用补气活血、化瘀、通脉之剂，使之"气血乃行""脉道以通"，有利于血管的扩张及侧支循环的建立，也就是运用扶正补虚、散寒通络之法。与国内其他地方不同，岭南气候具有常年"湿热"的特点，因湿邪伤正，或过食凉茶，导致湿热与阳虚、脾虚并见，故国内常用的活血化瘀法或清热利湿法在岭南地区并不适用。可选用脉复生内服。

热毒型或湿热型的患者，由于正与邪之间关系随不同阶段而有所变化，故治疗亦随之而异。大致分为以下三个阶段。

热毒炽盛期（急性进行性坏死）：患者感染严重，属邪盛正虚阶段。细菌毒力较强，单纯使用活血化瘀的药物改善循环，会加重局部炎症反应，加快毒素的吸收。炎症反应可以使血小板黏附聚集增强，血液流速减慢，进而形成血栓，加重了微循环的障碍，加重机体坏死。所以这时期治法应以驱邪为主即以清热解毒为主，配合西药抗生素的使用，使"邪去正自安"。可予脉得安内服。

稳定期：炎症已控制，病情已转稳定，即属正虚邪恋阶段，应扶正与驱邪并用，可适当用补气活血化瘀药物，使机体抵抗力增强，改善循环。可予脉复生联合脉得安内服。

后期：局部红肿不甚，但浓水清稀，坏死组织不脱落，属邪少而正未充阶段，便以扶正为主，以补托的方法托毒外出。可予脉复生内服。

在治疗的同时，罗老还认为热毒型见局部水肿者不宜过度利湿，免伤阳气。

二、中医外治

中医的外治法包括处理创面的"蚕食"与"鲸吞"结合的清创方法，以及生肌膏外敷、中药外洗和植皮术等。

由于脉管炎的创面具有经久不愈的特点，对创面处理恰当与否也是能否保存肢体的关键之一。因此要勤予观察，善于观察。处理得当，创口终可愈合。处理不当，往往有导致截肢的可能。

1. 蚕食法是中医外治法的关键技术

过去中医处理创口的方法，虽有主张"毒在内则割，毒在骨则切"的手术治疗方式，但一般都是让坏死趾（指）端慢慢自行脱落，或以膏药敷贴使之分离，故疗程较长，而且对严重感染不易控制。而西医采用清创则易引起急性坏死或炎症扩散，病情反趋恶化，甚至要截肢。权衡两者利弊，中医让坏死组织自行脱落，过程虽比较平稳安全，但疗程较长；西医采用清创易导致恶化，但掌握恰当可缩短疗程，而且具有无菌操作的优点，于是去粗取精，逐步摸索出一套处理脉管炎创口的方法——"蚕食"与"鲸吞"相结合的方法。

"蚕食法"，即对创面的坏死组织进行分期分批清除的方法，其优点在于不会引起局部创伤。由于此手术操作根据"蚕食"形式进行，有若蚕食桑叶，逐步侵吞，故名"蚕食法"。

蚕食法能使坏死组织分期分批脱落、清除，可避免吸收坏死组织的毒素。此外治法的应用，将脉管炎的保肢率由50%提高到96%。该外治法已被正式列入《中医外科学》教材，并作为周围血管病的外治法广泛地在临床上使用，证明该疗法操作实用性强，疗效肯定。

以我科凌兆熙主任为代表的团队于 20 世纪 70 年代，摸索并总结出"蚕食清创法"。我科将此法应用于临床 40 余载，极大提高了 TAO 的保肢率，对各种缺血性坏疽的治疗效果理想，已得到全国同行的认可和推广。

适应证：适用于足趾或手指的坏疽，以及跖趾关节以上的足背、足底、足跟大面积坏疽的局部处理。

操作原则：凡属坏死组织都应分期清除；凡属健康组织应尽可能保留，除有妨碍创口愈合者外。术者工作要细致，动作要轻巧，避免不必要的创伤。

实施方法如下。原则：清除坏死组织，分先后进行。远端的坏死组织先清除，近端的坏死组织后清除；疏松的坏死组织先清除，牢固的坏死组织后清除；无血无痛的坏死组织先清除，有血有痛的坏死组织后清除。①扩创引流：坏死液化组织尽早扩创、引流，急性期不清除或少清除坏死组织；仅以适当引流、尽量少破坏边缘组织、避免出血为度。②去腐：稳定期适宜清除坏死组织；在界线清晰且坏死组织疏松时可大量地清除坏死组织；在肉芽组织生长旺盛时，彻底清除坏死组织。③除骨：有坏死腐骨显露时，适时除骨，露出的骨残端先清除，埋藏的骨断端后清除。

2. 生肌膏是中医蚕食法技术的保障

罗老和科室同事在 70 年代以古方生肌玉红膏的理念和组成为基础，研制出止痛生肌膏。组成成分主要有氧化锌、冰片、珍珠层粉等。生肌膏起到保护并湿润创面，使坏死组织溶解，逐渐脱落，以及促进肉芽组织生长的作用，达到以中药化腐清创，使局部炎症消除、肉芽生长，溃疡愈合的目的。生肌膏保护创面在一个符合生理需要的湿性环境内再生修复，增强机体防御能力、改善局部细胞的营养、改善毛细血管的循环状态，"偎脓长肉"，使坏死组织液化，达成去腐、长肉、爬皮，最终达到创面愈合的目的。

3. 中药外洗是外治的重要方法

"外治功同内治"。罗老和科室同事一起对外洗方剂进行开发，并取得良好的临床疗效。

消炎洗方：黄柏、虎杖、蛇舌草、苦参、苍术、救必应等。

功用：清热燥湿。

适应证：溃疡红肿、渗液多。

活络洗方：桂枝、当归、大罗伞、桑枝、鸡血藤、艾叶等。

功用：温经、活血通络。

适应证：虚寒型、气滞血瘀型缺血性疾病，溃疡禁用。

4．点状植皮

点状植皮是罗老在 70 年代的发明，适用于慢性缺血性难愈合溃疡，目前已在全国推广使用。适用于脉管炎、动脉硬化闭塞症、糖尿病足、静脉溃疡等创面。

创面较大、肉芽新鲜且健康者，或皮肤生长迟缓的可采用植皮的方法，以助愈合。只要处理恰当，植皮成活率可达 80% 以上。植皮方法采用点状植皮，因其操作简单，成活率高，一点皮瓣不活，不致影响一大片。较大的创面，可采用分批植皮。第一次植皮失败，可再行第二次，也可获得成功。植皮后宜卧床 7~8 天。

植皮时机：创面肉芽生长良好时有利于植皮后皮肤的成活，注意控制基础病、进行清创、控制感染等，待创面肉芽填满创面，且肉芽新鲜时再行点状植皮。

创面床的准备：用生理盐水棉球轻擦拭疮面，去除分泌物，也可用刮匙搔刮创面，使创面新鲜。

植皮方法：供皮区用酒精消毒，局麻下用针尖挑起皮肤，锐刀切下直径为 0.3~0.8 cm 的点状皮片，分清正反面，置于疮面上，皮片间距 0.3 cm 左右。

病案1

患者，性别：男　年龄：67 岁

就诊日期：2017 年 11 月 28 日。

发病节气：小雪后。

主诉：双手指瘀紫、怕凉 1 个月。

现病史：双手指偶感麻木，冷痛，平素较怕冷，易感冒，无头痛、头晕，无胸闷、心慌，无四肢关节肿痛，胃纳尚可，二便正常。

既往史：脉管炎病史 2 年。

过敏史：无。

体格检查：手指皮色淤暗，皮温偏低。舌紫暗，苔薄白满布，脉沉细。

辅助检查：暂缺。

中医诊断：脱疽。

证候诊断：寒凝血瘀。

西医诊断：血栓闭塞性脉管炎。

治法：温阳活血。

处方：桂枝 15 g，熟地黄 10 g，熟附子 10 g，川芎 15 g，白芍 15 g，北芪 15 g，防风 10 g，当归 10 g，益母草 10 g，五爪龙 10 g，白术 10 g，桃仁 10 g，丹参 20 g。共 7 剂。

复诊：2017 年 12 月 5 日。

主证：皮温好转，舌淡，脉略滑。

治法：温阳活血。

处方：熟附子 10 g，桂枝 10 g，北芪 20 g，防风 10 g，白术 10 g，益母草 15 g，鸡血藤 30 g，红花 10 g，当归 15 g，地龙 10 g，白芍 20 g，甘草 9 g。共 7 剂。

三诊：2017 年 12 月 13 日。

主证：指端紫绀好转，皮温好转，舌淡红，苔薄白。

治法：温阳、行气活血。

处方：熟附子 10 g，桂枝 10 g，北芪 20 g，当归 15 g，熟地黄 15 g，鸡血藤 30 g，川芎 15 g，益母草 15 g，白芍 10 g，大枣 15 g，甘草 6 g，香附 10 g。共 7 剂。

心得体会：患者舌白苔厚，有明显寒湿之象，罗老以黄芪桂枝五物汤合桃红四物汤加味，并加小剂量附子温经散寒通络，益母草利湿健脾，气血双调，标本兼治，用量不大，效果明显。

病案 2

患者，性别：男　年龄：49 岁

就诊日期：2016 年 12 月 3 日。

主诉：左足趾冷感 2 年，足底硬块 1 个月。

现病史：左足趾冷感 2 年，外院诊断为血栓闭塞性脉管炎，曾行左下肢动静脉转流术，术后冷感减轻，但 1 个月前出现足底硬块，疼痛，不能行走。

既往史：无。

过敏史：无。

体格检查：左下肢皮温凉，左足背、胫后动脉搏动未触及，足底皮色瘀暗，足底硬结 3 cm×3 cm，压痛。舌淡暗，苔薄白，脉涩。

辅助检查：外院彩超提示下肢股浅、腘动脉闭塞，胫前、胫后动脉狭窄，斑块形成，血流断续。

中医诊断：脱疽。

证候诊断：血瘀阻络。

西医诊断：血栓闭塞性脉管炎。

治法：益气养血、活血通络。

处方：桂枝 10 g，当归 15 g，白芍 15 g，地龙 10 g，桃仁 10 g，川芎 15 g，黄芪 15 g，丹参 20 g，鸡血藤 30 g，杜仲 10 g，石菖蒲 10 g。共 7 剂。

复诊：2016 年 12 月 10 日。

症状及体征：足底硬块消失，可持续行走 2 km，长时间久坐后足感麻木。

治法：益气养血、活血利湿。

处方：桂枝 10 g，黄芪 15 g，鸡血藤 30 g，益母草 15 g，丹参 20 g，川芎 10 g，路路通 10 g，当归 10 g，牛膝 10 g，甘草 3 g，五爪龙 20 g。共 10 剂。

心得体会：患者系中青年男性，脉管炎诊断明确，足底硬块为血瘀寒邪痹阻，罗老以益气养血活血为法，以补阳还五汤为主，加桂枝、鸡血藤加强通络，杜仲补肾，石菖蒲散结。药理学认为石菖蒲能化湿开胃，开窍豁痰，醒神益智。《本草纲目》云："治中恶卒死，客忤癫痫，下血崩中，安胎漏。散痈肿。捣汁服，解巴豆、大戟毒。"《本草备要》云："补肝益心，去湿逐风，除痰消积，开胃宽中。疗噤口毒痢，风痹惊痫。"均认为其有散痈肿之功。

病案3

患者，性别：男　年龄：72 岁

入院时间：2019 年 3 月 1 日。

主诉：间歇性跛行 2 年，左足足趾坏死、疼痛 2 个月。

入院情况：神志清，精神可，左足凉感、麻木、足部红肿，多个足趾坏死，溃疡，疼痛剧烈。无胸闷气促、口干多饮等症。纳少，睡眠差，小便正常，大便偏硬。舌淡红，苔黄白偏厚，脉滑。

专科情况：左小腿膝关节以下至足背皮温降低。左足背动脉、胫后动脉、腘动脉搏动消失，股动脉搏动存在。左足肿胀、皮色瘀紫；左足第 4 趾全趾坏死、变黑，延伸至趾跖部，分界未清，渗血渗液；左足第 2 趾趾背部瘀斑约 0.5 cm×1 cm，趾端糜烂，未分界；其余 1、3 足趾散在干性坏死瘀点，溃疡、结痂，边界不清。

辅助检查：下肢动脉 CTA 提示：①右侧股动脉全段闭塞，左侧股动脉远段 - 左侧腘动脉闭塞；双侧胫前、胫后动脉及左侧腓动脉闭塞。②腹主动脉、双侧髂总动脉、髂内动脉、髂外动脉、股动脉、腘动脉、腓动脉硬化并腹主动脉、双侧髂总动脉及左侧股动脉附壁血栓形成并轻度狭窄；右侧髂总动脉及左侧股动脉瘤样扩张并附壁血栓形成。

西医诊断：①下肢动脉硬化闭塞症；②左足坏疽；③2 型糖尿病性周围血管病变；④高血压病 3 级（很高危组）。

中医诊断：脱疽。

治疗经过：

1）前期予血管腔内介入治疗：经皮选择性动脉造影术 + 左下肢动脉溶栓术 + 左下肢动脉球囊扩张 + 支架植入成形术。

2）中、后期予西药抗感染，中成药疏血通、血栓通等活血化瘀，中药脉复生 50 mL、口服、2 次/日治疗。

　　局部行中医蚕食法治疗，生肌膏外敷中药化腐，蚕食法逐步去腐、清创，最后行左足趾截趾术。

　　经中医蚕食法联合腔内介入治疗后，左下肢凉感减轻，左足皮温好转，可下地行走，间歇性跛行明显改善，左足红肿消失，左足截趾处皮瓣愈合，无疼痛，无肢体发凉，无麻木。

　　出院时间为 2019 年 6 月 11 日。住院天数为 102 天。

第二节　下肢静脉曲张

下肢静脉功能不全是血管外科常见病，常表现为下肢浅静脉曲张、血栓性浅静脉炎、静脉性溃疡等，是临床中下肢静脉系统疾病重要而常见的疾病。初期表现为下肢浅表静脉迂曲、扩张，伴下肢重坠、乏力感等，卧床或休息后症状可减轻，后期表现为浅静脉血栓形成、色素沉着及皮肤营养改变，发生血栓性浅静脉炎、经久不愈的静脉性溃疡等。

本病属于祖国医学"筋瘤""青蛇毒""臁疮"等范畴。

一、病因病机

本病多因虚、湿、瘀致病，应以气郁为本。

在病因方面，罗老认为本病或是先天禀赋不足、管壁薄弱，或是年老失养，或是久行久立、脉络受损，或是手术跌扑、脉道损伤。

气虚致气机不畅，气血长期壅盛于下，不得宣泄畅行，瘀滞于小腿脉络之中，为邪为患。

气郁既是初起的邪气，又是其他邪气的基础，能致水湿停留为肿、致血行不畅而为血瘀。小腿血流缓慢，瘀血阻滞，瘀久化热，瘀热互结，而见火毒为患，热郁血脉，则脉痹肢肿，青筋结节。火热化毒，则皮肤红肿，灼热疼痛，甚者引发肌肤溃烂，而为臁疮，经久不愈。

二、辨证论治，以行气为要

治疗从虚、湿、瘀着手，气虚、血瘀、水停是其传统病因病机，益气、活血、利水是其传统治法，但以行气为要。益气辅以行气，使补而不滞，气机调畅；利湿行气，使湿浊难以停留；活血行气，使血瘀得化。罗老常于辨治中加川芎、路路通，乌药、香附等行气通络。

在具体治疗上，则依患者病程长短、禀赋差异、邪气偏重之不同，结合病机，辨证施治。

1. 气虚下陷

气虚下陷为静脉曲张的早期，久站后乏力不适，或伴水肿，或为病变后期，溃疡迁延不愈。

治则：益气通络。

方药：北芪、党参、白术、当归、茯苓、益母草、薏苡仁、桑枝、川芎、香附。

伴水肿者，予参苓白术散，或重用益母草、木瓜，湿热者加车前草，伴血瘀者予川芎、路路通、当归、丹参。

罗老临证经验认为，运用30g黄芪则已有利水之功效，对于糖尿病肾病、妊娠水肿、下肢静脉性水肿均有良好的临床疗效。

益母草主要成分为水苏碱，本品具有活血调经、利尿消肿的作用，特点在于利水兼活血。小剂量益母草活血化瘀功效较强，而利水消肿之力较弱。

2. 瘀热毒盛

瘀热毒盛见小腿青筋怒张扭曲，并生结节条索，肿硬疼痛，皮肤色素沉着，可见紫癜暗斑。

治则：清热解毒、凉血通络。

方药：金银花、紫草、玄参、生地、当归、毛冬青、丹皮、赤芍、川芎。

3. 湿热下注

湿热下注可见下肢红肿，或溃疡渗出溃水淋漓，水疱糜烂，渗水，小便黄赤，大便不爽。

治则：清热利湿。

方药：虎杖、蛇舌草、蒲公英、黄柏、路路通、丝瓜络、苍术、牛膝。

4. 气血亏虚

气血亏虚见年老体虚，青筋松软，下肢沉胀，行走乏力；或疮疡后期，脓水不多，疮面晦暗，久不收口。

治则：补气养血。

方药：熟附子、山萸肉、北芪、白术、茯苓、杞子、熟地黄、白芍、川芎、当归、淫羊藿、香附。

血瘀重加红花、桔梗、浙贝、桃仁。气阴不足加红参、太子参。

病案1

患者，性别：女　年龄：59岁

就诊日期：2015年8月4日。

主诉：左踝周浅静脉曲张10余年。

现病史：左踝周浅静脉迂曲扩张，左下肢时有酸胀疼痛感，久站久坐后加重，局部皮肤色素沉着，色暗红，无瘙痒脱屑，胃纳可，大便黏。

体格检查：局部肤温不高；舌暗、苔薄，脉弦。

中医诊断：筋瘤。

证候诊断：气血瘀滞。

治法：活血化瘀。

处方：桂枝10g，茯苓12g，白术12g，葛根20g，白芍20g，甘草6g，益母草10g，丹参20g，川芎20g，当归15g，鸡血藤20g。共7剂。

复诊：2015 年 8 月 18 日。

症状及体征：左下肢皮肤颜色较前变浅，酸胀疼痛感缓解，时有口干，小便黄，大便黏滞。舌暗红苔黄，脉弦。

证候诊断：血瘀夹湿。

治法：活血化瘀，清热利湿。

处方：桂枝 10 g，黄柏 10 g，苍术 10 g，薏苡仁 30 g，牛膝 20 g，益母草 15 g，鸡血藤 30 g，丹参 30 g，川芎 10 g，白芍 30 g，甘草 6 g。共 5 剂。

病案 2

患者，性别：女　年龄：78 岁

初诊日期：2018 年 1 月 13 日。

发病节气：大寒前。

主诉：反复双小腿溃疡 20 余年，右小腿溃烂疼痛半月余。

现病史：患者 20 年前因右小腿瘙痒，抓挠后出现皮肤破溃，初始未重视，后发为溃疡并逐渐增大，伴双下肢静脉迂曲，久行后沉重乏力明显，于脉管炎科住院治疗，诊断为"下肢静脉功能不全并溃疡"，经抗感染、改善循环等治疗，溃疡处生肌膏外敷后，溃疡愈合出院。其后曾多次因下肢溃疡再发，住院治疗。半月前患者右小腿再发溃疡疼痛，时有胸闷不适，无胸痛、气促，无发热、恶寒，胃纳可，眠一般，二便尚调。

既往史：有高血压、高血压性心脏病病史，否认"糖尿病"等病史。

过敏史：否认药物、食物过敏史。

体格检查：右小腿稍肿胀，胫前溃疡，大小约 3 cm × 3 cm，淡黄色稀薄渗液，量多，溃疡面晦暗，肉芽苍白，溃疡周围色素沉着明显，皮温正常。舌淡暗，苔白腻，脉弦涩。

辅助检查：心电图示窦性心律不齐，频发房性期前收缩。

中医诊断：臁疮。

证候诊断：脾肾亏虚，痰瘀阻络。

西医诊断：①慢性下肢静脉性溃疡；②高血压 2 级（极高危组）；③高血压性心脏病，心功能Ⅱ级。

治法：益气健脾，逐瘀化痰。

处方：黄芪 50 g，山药 20 g，山茱萸 15 g，益母草 30 g，路路通 15 g，砂仁 15 g，丹参 15 g，降香 10 g，瓜蒌皮 15 g，白芷 15 g，茯苓 25 g，牡丹皮 10 g，瓜蒌子 15 g，五味子 15 g。共 5 剂。

复诊：2018 年 1 月 18 日。

症状及体征：溃疡面渗液减少，胸闷好转明显。

处方：效不更方，上方继服。

复诊：2018 年 2 月 18 日。

症状及体征：时值春节，停药未服。近期再按原方煎服，现下肢无酸胀不适，溃疡面创面红，上皮生长，无胸闷。

证候诊断：阳虚血瘀。

治法：温补脾肾、行气活血。

处方：熟附子 10 g，北芪 15 g，白术 15 g，茯苓 20 g，熟地黄 20 g，白芍 15 g，川芎 10 g，当归 15 g，香附 15 g。水煎服，共 7 剂。

心得体会：患者年老，肾气衰惫，肾阳不足，痰湿、血瘀失其温化，日久则交阻于络。故以黄芪、山药、山茱萸、茯苓补益脾肾；瓜蒌子、瓜蒌皮化痰通络；益母草、路路通通络利水消肿；牡丹皮、丹参凉血活血化瘀；砂仁、降香取丹参饮之意行气通络。复诊时以熟附子加强温阳，并于益气养血中加香附、川芎行气通络，促进溃疡愈合。

病案 3

患者，性别：男　年龄：58 岁

初诊日期：2017 年 3 月 31 日。

主诉：双下肢静脉迂曲扩张 10 年余。

现病史：患者 10 余年前开始出现双下肢酸胀沉重，局部静脉迂曲扩张，晨轻暮重，久站、久行后尤甚，伴口干，无口苦。纳眠可，小便色黄，大便稍黏腻，不成形。

既往史：无。

过敏史：无。

体格检查：双下肢静脉迂曲扩张，左下肢尤甚。左小腿水肿，局部可见散在皮疹，少许鳞屑。舌体胖大，边有齿痕，苔白腻，脉弦滑。

辅助检查：单下肢静脉曲张彩超（2017-03-29）示左侧股总静脉、股浅静脉瓣膜功能不全；左侧大隐静脉膝关节段扩张；左侧下肢小腿皮下软组织水肿；左侧腹股沟淋巴结肿大。

中医诊断：筋瘤。

证候诊断：脾虚湿阻。

西医诊断：下肢静脉曲张伴皮炎。

治法：益气健脾、利湿。

处方：黄芪 30 g，茯苓 40 g，白术 30 g，莲子 15 g，甘草 10 g，砂仁（后下）15 g，薏苡仁 30 g，桔梗 15 g，大枣 15 g，荆芥穗 15 g，当归 15 g，桑寄生 30 g。共 7 剂。

复诊：2017 年 4 月 7 日。

症状及体征：服药后患者自诉大便通畅，双下肢酸胀沉重感较前减轻，仍诉口干。

处方：党参 20 g，黄芪 30 g，茯苓 40 g，白术 30 g，莲子 15 g，甘草 10 g，砂仁（后下）15 g，薏苡仁 30 g，桔梗 15 g，大枣 15 g，荆芥穗 15 g，当归 15 g，桑寄生 30 g，天花粉 15 g。共 7 剂。

心得体会：患者长期久站久行，过度操劳，损伤脾胃之气，脾胃虚弱，气血生化乏源，气虚则血行不畅，津液输布障碍，水湿内停，加之地处岭南湿热，湿热困脾，进一步影响气血津液运化，最终导致下肢肿胀、口干、大便黏腻等。故治以益气健脾、清热利湿之法，血行不畅，以当归活血化瘀，荆芥穗祛风止痒。

第三节　糖尿病周围神经病变

糖尿病周围神经病是糖尿病常见的并发症。应属于中医学"消渴""血痹""不仁""麻木"的范畴，为脏腑亏损，本虚标实之证。由于消渴日久，气阴亏耗，阴虚内热而灼伤营血，血行不畅而致脉络瘀阻；或病久气虚，无力推动血行，脉道瘀阻，阳气不达四末，四肢机体失养而发生本病。总病机是气血不畅，营卫不能濡养四肢。

糖尿病周围神经病变由于经络营卫气血失和，功能失常，经气不利，运行受阻，经脉不能濡养肌肤故麻木，气滞则血瘀，瘀经脉，不通则痛。根据柴胡桂枝汤原文"伤寒六七日，发热，微恶寒，支节烦疼，微呕，心下支结，外证未去者，柴胡桂枝汤主之。"投以柴胡桂枝汤加减治疗，和解枢机，调畅气血营卫，自然通而不痛。

柴胡剂能和解少阳，调畅三焦。三焦者，气机升降之通路也。

小柴胡汤寒温并用、升降协调、攻补兼施，外证得之，重在和解少阳、疏散邪热；内证得之，有疏利三焦、调达上下、宣通内外、运转枢机之效。

桂枝汤辛甘合用，一开一敛，外调营卫、内补脾胃，外证得之，重在调和营卫；又因肺主气属卫、心主血属营，故内证得之，还有调和气血、燮理阴阳之功。

柴胡桂枝汤既有桂枝汤调和营卫、调气血的作用，又有小柴胡汤疏通三焦的功效，故全方的作用就是调和营卫，疏通三焦。

临证加减应用：

（1）气血虚弱：四肢麻木，疼痛不适，伴有肌肉瘦削，面色萎黄无华，唇甲淡白，多汗或少汗，神疲倦怠，少气懒言等偏气血虚弱者。

治法：调补气血。

方药：柴胡桂枝汤合用黄芪桂枝五物汤、八珍汤。

（2）气滞血瘀：四肢麻木伴有郁胀疼痛，肌肤甲错，面色晦暗，口唇发紫。

治法：行气活血化瘀。

方药：柴胡桂枝汤合用桃红四物汤加减。

（3）脾肾虚弱：四肢麻木或酸痛，伴腰酸腿软，头目眩晕，齿摇发脱，便溏者。

治法：补肾养血。

方药：柴胡桂枝汤合用桂附地黄汤，兼湿重则合用参苓白术散加减，或加益母草、木瓜等。

病案

患者，性别：女 年龄：79 岁

初诊日期：2017 年 1 月 14 日。

主诉：手足灼热感 10 余年。

现病史：手足灼热感伴四肢肌肉跳动感，下肢间歇性跛行伴心悸，口苦，时叹息，纳谷不香，有时汗出，背部发紧，二便尚调。

既往史：冠心病、糖尿病史 10 余年。

过敏史：无。

体格检查：四肢肌力、肌张力正常，双足背动脉搏动减弱，皮温尚可。舌质淡，舌苔薄白，脉弦。

辅助检查：尿常规未见异常。

中医诊断：痹症。

证候诊断：心肝阴虚、太阳少阳合病。

西医诊断：糖尿病周围神经病变。

治法：太少两解。

处方：柴胡桂枝汤加减。

柴胡 15 g，白芍 15 g，郁金 10 g，麦冬 15 g，五味子 10 g，桂枝 10 g，大枣 15 g，炙甘草 3 g，党参 15 g，生地黄 10 g，陈皮 10 g，延胡索 10 g。共 7 剂，水煎服。

复诊：2017 年 1 月 21 日。

症状及体征：手足灼热感减轻，手足仍有麻痹感。夜眠差，梦多。

辅助检查：空腹血糖未见异常。腰椎 X 线：L_1 椎体压缩性改变，考虑陈旧性骨折，腰椎退行性骨关节变。心电图：房颤。

中医诊断：痹症。

证候诊断：心肝阴虚、太阳少阳合病。

西医诊断：①糖尿病周围神经病变。②脊柱骨关节退行性变。

治法：同前。

处方：柴胡 10 g，白芍 15 g，郁金 10 g，麦冬 20 g，五味子 10 g，桂枝 10 g，甘草 3 g，延胡索 10 g，黄芪 15 g，酸枣仁 15 g，川楝子 10 g。共 7 剂，水煎服。

心得体会：本例患者有手足灼热感，伴汗出、口干、脉弦，罗老认为可辨为太阳少阳两经之气郁滞不通，治当并去太少两经之邪，和少阳，调营卫，故以柴胡桂枝汤调和营卫，通达表里，并养阴柔筋。后期仍有麻木，则以黄芪益气通络达四末，安神 4 味加上川楝子、郁金清肝平木。

第四节 脉复生临床应用与研究

一、脉复生的研创由来

岭南气候具有"湿""热"的特点,对岭南的血栓闭塞性脉管炎(thrombo-angiitis obliterans,TAO)患者,单纯使用活血化瘀法治疗效果不佳。我院脉管炎科凌兆熙主任及潘建中、钟世鸿、罗永佳等老一辈专家联合科室同事一起,在 20 世纪 70 年代,根据岭南气候"湿热"的特点,在多年临床经验的基础上,应用岭南特色中草药创立"脉复生"方剂,是岭南中医药治疗脉管炎的代表。

TAO 是由湿热毒邪引起血液黏度改变与血管炎性病变,从而导致局部血管痉挛缺血,而非单纯血液黏度的升高。活血药不针对岭南湿热主因,不能控制动脉炎性病变及血栓的发展。

脉复生中加入了牛大力、白花蛇舌草、入地金牛等岭南特色草药,既能清热利湿,又能养血通络。因此,脉复生奠定了岭南中药治疗脉管炎的基础,为岭南及东南亚地区 TAO 患者提供了更优质的治疗方案。凌兆熙主任等人,在总结临床经验的基础上,编写出 7 万多字的著作《中西医结合治疗血栓闭塞性脉管炎》,获得 1979 年全国首届科学大会奖、广州市科技进步奖,在全国各省市(包括港澳台)、东南亚地区享有较高的声誉,海内外患者慕名而至。

二、脉复生的药物组成

脉复生主要药物为牛大力、入地金牛、鸡血藤、白花蛇舌草、两头尖、岗稔根、归尾、熟地等,其中大部分为岭南地区中草药。《陆川本草》中,牛大力又名山莲藕,《南宁市药物志》中,牛大力又称地藕。据《岭南采药录》《生草药性备要》《实用中草药图典》诸多本草古籍的记载,牛大力性平,味甘,功能健脾润肺、补肾固精、舒筋活络。入地金牛味辛、苦,性微温,功能祛风通络、胜湿止痛、消肿解毒。两者重用为君药,具清热利湿、解毒消肿、通络止痛之功。白花蛇舌草、鸡血藤、两头尖、岗稔根、归尾、熟地为臣药,白花蛇舌草清热利湿、解毒消痈;鸡血藤、两头尖、岗稔根祛风除湿,养血通络;归尾、熟地活血补血,化瘀而不伤血;再佐以牛膝祛瘀血,利关节,引血下行;甘草清热解毒,调和诸药。全方共奏清热除湿,养血活血,通络止痛之功,为我院治疗血栓闭塞性脉管炎的优秀复方合剂。

三、脉复生的理论依据

1. 特殊的致病因素

从中医角度来看,脉管炎致病因素复杂,并非单一的因素,与感受外邪、饮食不节、情志内伤等损伤血络有关。我们认为在岭南地区，寒邪、湿邪是最重要的致病因素。清朝《增订治疗会要》中有"脱疽可因大寒冒雪，履冰受寒而引起"的记载。其次，我们发现，在广东的顺德、潮汕地区，TAO 的发病率比其他各地要高。这可能与顺德当地的桑基鱼塘较多，土地潮湿，潮汕地区近海潮湿有关。实践证明，虽然脉管炎在寒冷地区的发病率较高，但在温热地带的发病率也不低，甚至黑人亦有发生。

2. 人群体质特质

岭南是我国南方五岭（大庾岭、骑田岭、都庞岭、萌诸岭和越城岭）以南地区的概称，包括两广、海南和港澳地区等，其中以广东地区为主体。清代广东南海名医何梦瑶研究岭南地理气候条件下人体病变的规律，认为"凡病多火、多湿"。《医碥·中湿》曰："岭南地卑土薄，土薄则阳气易泄，人居其地，奏疏汗出，气多上壅。地卑则潮湿特盛，晨夕昏雾，春夏淫雨，人多中湿"。《医碥·发热》认为"凡痛多属火""热生于火，火本于气"。元代朱丹溪则强调东南地区湿热致病的广泛性和重要性。认为东南地土卑弱，"湿热相火为病甚多""六气之中，湿热为病，十居八九"。我们认为岭南地区所处纬度较低，濒临南海，属于亚热带海洋性气候，全年平均气温、湿度及平均降雨量均高，且冬暖夏长，构成一个湿热的总气候特点。岭南地区人群多贪凉饮冷，多食瓜果、鱼虾及甜腻之品，体质多热多湿。

3. 岭南脉管炎的湿热特质

由于岭南的地理气候特点和其作用于人体所形成的人群体质特性，决定了本地区湿热证候的易感性和多发性。外邪侵入人体，与内湿相结合，从阳化热，湿热蕴于经络血脉，致气血凝滞、脉络阻塞，为本地区脉管炎最常见的病因病机。清代吴德汉《医理辑要·锦囊觉后篇》云："要知易风为病者，表气素虚；易寒为病者，阳气素弱；易热为病者，阴气素衰；易伤食者，脾胃必亏；易劳伤者，中气必损。"认为体质因素在很大程度上决定了个体对某种致病因素或某种疾病的易感性。

我院曾收集 2009 年到 2016 年广东地区 TAO 住院患者 410 例，其中男性 385 例，吸烟者 362 例。统计发现，岭南地区脉管炎湿热型占 63%，湿热型与热毒型合计高达 82%，与北方地区脉管炎以阴寒型和气滞血瘀型为主有显著的差别。

可见，岭南地区脉管炎患者主要以湿热和热毒为主，符合岭南地区的环境气候特点。体质在许多情况下决定着机体对某些疾病的易感性，而且在病变过程中，在很大程度上决定了其病机变化的倾向性，决定了病证的类型乃至后期的转归。湿热体质之人患病后易出现湿热，脉管炎湿热型的高发，体现了岭南地区人群的湿热体质特点。

四、脉复生的临床应用

经过多年的研究发展，脉复生已经从最初治疗血栓闭塞性脉管炎，扩展到治疗动脉硬化闭塞症、糖尿病足、静脉疾病、血管炎的非急性炎症期。

脉复生有调节患者免疫功能、抗炎、保护内皮及抗血栓的作用，能持续改善缺血肢体循环，进而缓解疼痛，促进愈合。缺血性坏疽和溃疡以缺血为根本，脉复生持续改善肢体侧支循环，改善肢体供血，有利于坏疽和溃疡的愈合。

脉复生联合蚕食法清创、中药化腐清创，使缺血性坏疽及溃疡愈合率极大提高。口服制剂也很好地解决了患者依从性问题。

五、脉复生的临床研究

我院脉管炎科作为省重点专科及专病单位，临床使用脉复生治疗周围血管疾病 40 余年，患者过万例，均疗效确切，不良反应小。

1987 年我们完成了《脉复生治疗血栓闭塞性脉管炎 100 例验证总结》，可见使用脉复生治疗的患者溃疡愈合时间缩短至 3～5 个月，截肢率下降至 1%～3%。脉管炎科运用脉复生治疗下肢缺血性病变（血栓闭塞性脉管炎、下肢动脉硬化闭塞症、糖尿病足、血栓性浅静脉炎）40 余年，均取得良好疗效，总有效率超过 95%。

临床研究表明脉复生通过增强红细胞 C3b 受体的活性、调节免疫功能、降低血液黏度、改善血液流变学，从而有效地防治血栓闭塞性脉管炎；脉复生可显著改善动脉硬化闭塞症患者血管内皮舒张功能，对下肢动脉硬化闭塞症介入术后临床症状改善有较好疗效，且能有效降低介入术后再狭窄的发生率；脉复生治疗各期糖尿病足疗效确切。此外，脉复生可通过降低血液黏稠度、降低红细胞聚集程度及缩短纤维蛋白溶解时间有效治疗血栓性浅静脉炎。

六、脉复生的药理研究

1. 对抗血栓、抑制血小板的作用

据报道，大白鼠实验性血栓在电镜下观察到其主要成分是血小板，与人类的白色血栓（动脉血栓）非常相似，而构成静脉红色血栓的基础物质是纤维蛋白，提高纤维蛋白溶解活性的物质具有抗红血栓的作用，脉复生能非常明显地促进大白鼠纤维蛋白的溶解，提示了其对红、白两种血栓均有作用，而且在红、白血栓混合同时存在的情况下，应用脉复生的意义则更大。

用健康的新西兰雄性白兔，空腹 12 h，后仰位固定分离颈总动脉，插入已硅化的塑胶管，按 Bom 法进行操作，在颈总动脉放血，用 3.8% 枸橼酸钠 3:1 抗凝，以 1000 rpm 离心 10 min，即得到富血小板血浆（platelet-rich plasma，

PRP），另用 2000 rpm 离心 20 min 得到贫血小板血浆（platelet poor plasma，PPP）。给药管加脉复生 0.1 mL，对照管加蒸馏水 0.1 mL，各管加 PRP 0.8 mL，二磷酸腺苷（adenosine diphosphate，ADP）0.1 mL，从而证实脉复生能较好地对抗 ADP 诱导的血小板聚集作用，能非常显著地缩短纤维蛋白溶解时间而不影响凝血时间，并能明显地对抗实验性血栓。

实验证实，脉复生能降低血浆 P 选择素和血栓调节蛋白含量，且呈一定的剂量依赖性，提示脉复生通过介导血浆 P 选择素和血栓调节蛋白来改善急性血瘀模型大鼠血液流变性及凝血功能。

2. 对内皮细胞的作用

体外培养 ECV304 细胞进行实验，实验分为正常对照组，脂多糖（Lipopo-lysaccharide，LPS）诱导组（终浓度为 1 μg/mL），LPS 诱导 + 脉复生高、中、低剂量组（终浓度分别为 10 μg/mL、1 μg/mL、0.1 μg/mL），采用 Western-blot 法检测各组细胞中 NF-κβ、p65、肿瘤坏死因子-α（TNF-α）、一氧化氮合酶（iNOS）、环加氧酶-2（COX-2）、血管细胞黏附因子-1（ICAM-1）及细胞间黏附分子-1（VCAM-1）的蛋白表达水平，得出脉复生可通过抑制 LPS 诱导的 ECV304 细胞中 NF-κβ、TNF-α、iNOS、COX-2、ICAM-1、VCAM-1 的蛋白表达，调节 NF-κβ 信号通路，从而发挥保护血管内皮细胞的作用。

脉复生在调节血脂代谢，降低 C-反应蛋白（C-reactive protein，CRP）等炎症因子，抑制单核细胞与血管内皮细胞的黏附方面有良好作用。在建立大白兔动脉血管内皮细胞体外培养模型时，培养液中加入低、中、高浓度的脉复生汤剂，经特殊处理后测定内皮细胞凋亡的数量。结果经脉复生处理后的动脉血管内皮细胞凋亡的数量明显减少，且浓度越高越明显，可以得出脉复生能够明显抑制大白兔动脉血管内皮细胞的凋亡，且与剂量呈正相关。此外，脉复生还有抑制动脉内皮细胞中羟脯氨酸和糖胺多糖的作用。

3. 对炎症因子的作用

脉复生能改善 LPS 诱导的 ECV304 细胞血管内皮功能，一方面是通过下调 NF-κβ 的表达，降低炎性因子 TNF-α、iNOS、COX-2 的产生，减轻炎性介质带来的损伤；另一方面可通过 NF-κβ 的下调，降低细胞间 ICAM-1 和 VCAM-1 的产生，减少细胞间的黏附、细胞分化和细胞外基质降解的发生。脉复生可下调 LPS 诱导的 ECV304 细胞中 NF-κβ、TNF-α、iNOS、COX-2、ICAM-1、VCAM-1 蛋白的表达程度，且抑制作用与脉复生的浓度呈依赖性。

这些研究从多方面阐明了脉复生的治疗作用机制，为临床用药方案、提高用药的安全性提供科学依据。

第五节　生肌膏在慢性难愈性溃疡中的应用

一、慢性难愈性溃疡定义

慢性难愈性溃疡在临床上指因各种原因形成的经历较长一段时间治疗后（至少超过1个月）仍未能愈合，也无愈合倾向的溃疡。因其长期不愈，严重影响患者生活质量，属于临床难治性疾病之一，也是临床创面修复的一大难题。常见的包括糖尿病性溃疡、下肢静脉曲张性溃疡、动脉硬化闭塞症、肢端坏疽、压疮、重度烧伤等。

慢性难愈性溃疡属中医"顽疮""臁疮""脱疽"范畴，其病因多为正气亏虚，脏腑失调，气血经络瘀滞加之六淫邪毒和特殊之毒侵犯，腐肉不脱，新肉不长，顽疮滋水秽浊，疮口下陷，边缘高起，形如缸口，或留有窦道，创面腐肉不脱，根盘牢固，腐肉成黄黑色，或腐肉虽已脱，但创面肉色苍白或晦暗，疮口周围皮色苍白，或暗红，或紫黑，或四肢末梢变黑，坏死，形成干性坏疽或湿性坏疽。

二、提脓祛腐、煨脓长肉

中医外治法强调提脓祛腐、煨脓长肉，对慢性创面愈合有独特的优势。

《灵枢·痈疽》曰："肉腐则为脓，脓不泻则烂筋，筋烂则伤骨，骨伤则髓消。"中医学根据"腐不去则肉不生"的原则，对腐肉不脱或脱而缓慢影响新肉生长的情况，提出"提脓祛腐"的治法，采用提脓祛腐的方法和药物，使疮疡内蓄之脓毒得以早日排出，腐肉迅速脱落，古称追蚀法。在《刘涓子鬼遗方·针烙宜不宜》中首次提出"提脓祛腐"的概念、方法及适应证："痈疽发背……用诸般药贴取脓无滴，当用水银角出脓毒，然后别用药饵。"

"提脓祛腐"法，不仅可以起到解毒、消肿的作用，而且可以使创面坏死组织溶解，利于引流，防止炎症的进一步发展。

祛腐利于生肌，但腐去后未必生肌。经云："有土无水，万物不生""脓少清稀口不敛"；薛立斋曰："大抵疮之起敛，皆血气使然"；又如《外科全生集》曰："毒之所化必由脓，脓之来必由气血"。这时需要促进气血的化生，对失活的创面，或脓液清稀的创面进行煨脓长肉，促进创面愈合。

煨脓长肉，最早见于明·申斗垣《外科启玄》："大凡疮疡毒已平，脓水来少，开烂已定，或少有疼痒，肌肉未生，若不贴其膏药，赤肉无其遮护，风冷难以抵挡，故将太乙膏等贴之则煨脓长肉，风邪不能侵，内当补托里，使其气血和畅，精神复旧，至此强壮诸疮，岂能致于败坏呼？"该法主要用于疮毒脓泻后新肉不长，经外敷膏药，促进局部气血通畅，增强其防御能力，托脓拔毒外出，促进疮口生长愈合。

"提脓祛腐法"与"煨脓生肌"，均为湿润疗法，提脓祛腐是煨脓长肉的前提，煨脓长肉是提脓祛腐的后续与补充。汪机《外科理例·论蚀脓四十三》所云："脓出后，用搜脓化毒药，若脓未尽，便用生肌，务其早愈，则毒气未尽，必再破。"故在中医外治中，根据疮疡不同阶段，选用不同药物，分期治疗。但目前古代治疗疮疡的药物大多已失传，或已不生产，临床外用药大部分疗效一般，中医院内的很多中医外科已西化。

三、止痛生肌膏组成

随着医学的发展，中医学也要与时俱进。现代创伤修复学新剂型、新敷料快速发展，但对于大面积创伤，经久不愈且合并大量坏死组织的创面，治疗效果仍不尽人意。中医外科在疮疡外治过程中的独特经验和方法，仍然是西医无法比拟的。但如何提高疗效，把提脓祛腐和煨脓长肉相结合，使烦琐的治疗过程简便化，创造外用中药新剂型，遵循真正的中医理念，是现代中医努力的方向。

广州医科大学附属中医医院脉管炎科，建科四十余年，一直致力于周围血管疾病的中西医诊治。止痛生肌膏是本科应用于各种慢性溃疡创面的中医外用创新型药膏。本科一直坚持中医外科处理疮疡的指导理论和原则，应用生肌膏治疗慢性难愈性溃疡创面。止痛生肌膏应用于治疗慢性难愈性溃疡贯穿清热、提脓祛腐拔毒、煨脓生肉及最终创面愈合的整个治疗过程，是一种复合型外用膏药，真正做到了使用方便，价格实惠，疗效确切。

药膏主要由硼砂、黄丹、珍珠层粉、氧化锌等药物组成。把固体药物研成极细粉末，所有细末药粉过 120 目筛，再按比例加入黄丹，加入凡士林，药物混匀后装瓶贮用。具有清热解毒止痛、提脓祛腐拔毒及生肌收口的功效。

硼砂，主要含四硼酸钠，能清热解毒，消肿防腐。

黄丹，为金属铅经加工制成的四氧化三铅，别名铅丹，红丹，樟丹，广丹等。本品最早收载于《神农本草经》，铅丹作药，用途很广。李时珍对这种药的主要功效概括得很好：铅丹体重性沉，能坠痰去怯，故治癫狂、吐逆反胃有奇效；能消积杀虫，故治疳疾、下痢、疟疾有实绩；能解热、拔毒、长肉、去瘀，故能治恶疮肿毒及入膏药，是外科必用的药物。现代研究发现铅丹能直接杀灭细菌、寄生虫，并有抑制黏膜分泌的作用。何恩良等用铅丹加丹参、赤石脂等研末加香油调成糊状外敷治疗小腿慢性溃疡 120 例，经治疗，15 天内显效 35 例，1 个月显效 50 例，2～3 个月显效 27 例，有效 3 例，无效 5 例，总有效率为95.8%。

珍珠，是祖国医药学遗产中的精华，珍珠作为一种名贵中药材，在中国已有 2000 余年药用历史。古医籍《本草经集注》《海药本草》等都对其疗效有明确的记载。贝壳珍珠层和天然珍珠的显微结构及化学组成基本相同，均由 95% 以上的碳酸钙和低于 5% 的有机物质组成，珍珠层粉与珍珠有类似的药效。中医认为，珍珠层粉无臭，味淡，具有消炎，收敛，生肌去腐的作用，对皮肤溃疡经久不愈有特效。珍珠层粉碳酸钙含量高，对金黄色葡萄球菌等有较强的抑制作用，可以减轻和预防溃疡面的感染。

氧化锌，具有抗菌作用，对皮肤疮面有一定的收敛、保护及干燥作用，可吸收组织渗出液，抑制细菌生长，为疮面的愈合提供适宜环境。

止痛生肌膏为油性膏，油性渗透力强，能使药效迅速发挥于创面。在局部创面可形成一层较薄的油膜，保护创面在一个符合生理需要的湿性环境内再生修复。

四、止痛生肌膏的临床作用

1. 药物清创

西医学传统的清创方法是手术清创，但是在一些复杂的创面（如压疮、烧伤、周围血管病等）中，手术清创则受到一定的限制。生肌膏提脓祛腐拔毒的药物成分，可以促进失活组织的液化脱落，用药物清创方法代替手术清创，可以清除创面失活组织而不损伤健康组织，不伴明显的出血，不增加感染的发生率，还有抗菌消炎的效果，与西医学近年发展起来的"酶学清创"在方法与效果上相似。

2. 止痛、生肌敛疮

生肌膏含有冰片等药物，具有止痛作用，油膏的滋润也能缓解干痂造成的局部疼痛。

生肌膏有润肤生肌、长皮、敛疮收口的作用，创面在油膜下保持湿润状态，促进气血的化生，可对创面进行煨脓长肉，相当于给予创面床一定湿度的滋润和温度的孵化，局部营造一个"湿热交蒸"的氤氲动态，维护和调动机体的再生潜能，改善组织的再生环境，促进溃疡愈合，与西医学湿性愈合理论有异曲同工之妙。

目前，止痛生肌膏已广泛应用于各种周围血管疾病的慢性难愈性溃疡创面，如静脉郁积性溃疡、血栓闭塞性脉管炎、糖尿病足、下肢动脉硬化性坏疽、压疮、变应性血管炎等等。止痛生肌膏作为岭南地区的特色膏药，疗效肯定，有着新型敷料无可替代的优势，是岭南地区中医外治的重要组成部分。

病案 1

患者，性别：女　年龄：79 岁

就诊日期：2015 年 12 月 3 日。

主诉：左小腿溃疡，疼痛 1 年。

现病史：1 年前无明显诱因下左小腿足靴区内侧、踝部上方出现瘙痒、皮疹，经搔抓后出现糜烂、溃疡、疼痛。患者先在深圳市某医院门诊就诊，诊断为"左踝部慢性溃疡"，予抗感染，改善静脉回流药物（具体不详）治疗，但未见好转。其后患者在深圳市另一医院门诊继续治疗（具体不详），症状反复发作，小腿部溃疡逐渐加重，溃烂范围逐渐扩大，疼痛加剧，遂于 2015 年 12 月 3 日到本科门诊求治，为进一步系统治疗收入住院。入院症见：患者神清，左小腿内踝上方溃烂，周围组织轻度肿胀，伴疼痛、灼热感，因疼痛出现跛行，关节活动可，纳、眠可，大便两日一行，小便正常，无口干、口渴，无发热、恶寒，无恶心、呕吐，无胸闷、心悸。

既往史：糖尿病病史。平素口服二甲双胍控制血糖，每次 0.5 g，早晚餐后服用。

专科情况：慢性病面容，面色偏白，左小腿足靴区内侧踝部上方见两处溃疡创面，范围分别约 8.5 cm×12 cm，3 cm×3 cm，界线尚清晰，创面形如缸口，有大量黄黑色坏死组织附着，根盘牢固，大量脓性分泌物，周围组织皮肤轻度红肿，散在褐色色素沉着，皮温升高，压痛（＋）；左小腿腓肠肌肌张力正常，浅表静脉未见明显迂曲、扩张，左下肢动脉搏动正常。舌红，苔黄腻，脉弦滑。

辅助检查：血常规：白细胞 $7.32×10^9$/L，嗜中性粒细胞 $5.23×10^9$/L，红细胞 $3.72×10^{12}$/L，血红蛋白 110 g/L，血小板 $251×10^9$/L。尿便常规：正常。体液免疫五项 + 风湿三项 + 肝功一项 + 血脂四项 + 肾功七项 + 心肌酶五项 + 电解质七项 + CRP：钾 3.30 mmol/L，无机磷 1.38 mmol/L。糖化血红蛋白：7.50%。伤口分泌物培养组：皱褶假丝酵母菌。双下肢动静脉彩超：双下肢动脉粥样硬化钙化斑形成。双侧腹股沟区淋巴结肿大。双下肢静脉未见明显异常。PPG 静脉回流报告：双下肢 VRT＜7 s，1/2VRT＜7 s，提示双下肢深、浅静脉瓣膜功能不全。心电图：窦性心律，偶发房性期前收缩。

中医诊断：臁疮（湿热瘀阻）。

西医诊断：①糖尿病足；②左下肢静脉功能不全（慢性、周围型）；③2 型糖尿病。

治疗：西医予以头孢地嗪 1.5 g，静滴，每日 2 次，抗炎，控制感染，入院后伤口分泌物结果回复提示真菌感染，停用头孢地嗪。予伊曲康唑 200 mg，每日 1 次，抗真菌治疗一个月；二甲双胍 0.5 g，每日 1 次，控制血糖；草木犀流浸液片 3 粒，每日 2 次；地奥司明 0.9 g，每日 2 次，改善静脉回流、消肿；氯化钾缓释片 0.5 g，每日 2 次，纠正低钾；复合辅酶 200 U，静滴，每日 1 次，抗氧化，抗血管炎症反应，增加机体免疫力。中医予健脾清热祛湿解毒，化瘀通络为则，予萆薢胜湿汤加减内服。

外治：每日创面换药，生肌膏覆盖，配合蚕食法清创。

结果：患者精神良好，血糖控制稳定。

2015 年 12 月 3 日初诊（图 6 - 5 - 1）。

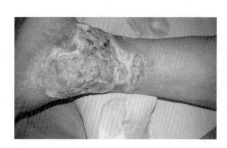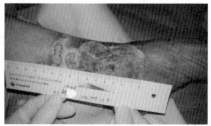

图 6 - 5 - 1　初诊所见（彩图见彩插 1）

2015 年 12 月 22 日坏死组织完全脱落（图 6 - 5 - 2）。

2016 年 1 月 11 日肉芽生长良好、溃疡缩小一半（图 6 - 5 - 3）。

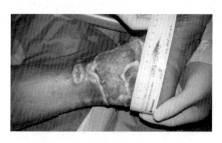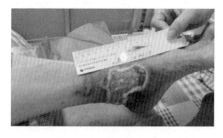

图 6 - 5 - 2　坏死组织完全脱落　　　图 6 - 5 - 3　肉芽生长良好、溃疡缩小一半

（彩图见彩插 2）　　　　　　　　　　　（彩图见彩插 3）

2016 年 1 月 30 日溃疡愈合（图 6 - 5 - 4）。

病案 2

患者，性别：男　年龄：67 岁

主诉：右足溃疡半年。

现病史：入院时见右足红肿，踇趾缺如；右足背溃疡，面积约 8 cm × 10 cm，踇屈肌腱外露。既往史：既往有糖尿病病史，服用阿卡波糖、格列齐特降糖。

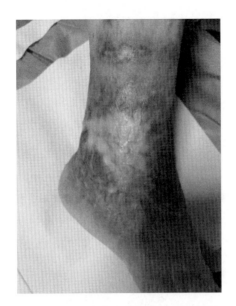

图6-5-4　溃疡愈合（彩图见彩插4）

体格检查：右足足背动脉搏动消失，胫后动脉搏动减弱；腘动脉及股动脉搏动存在。

中医诊断：脱疽（湿热下注）。

西医诊断：①2型糖尿病足病；②下肢动脉硬化闭塞症。

病例图片如下（图6-5-5至图6-5-9）。

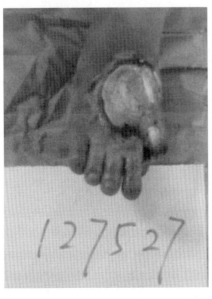

图6-5-5　入院当日（彩图见彩插5）

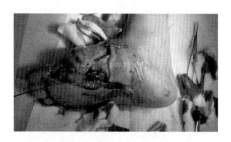

图6-5-6　住院当日即行足底扩创、引流、其后用
蚕食法逐渐清除坏死组织（彩图见彩插6）

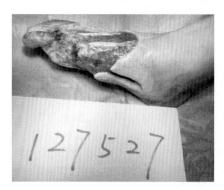 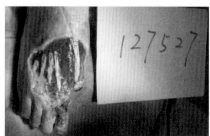

图6-5-7　1个月后（彩图见彩插7）

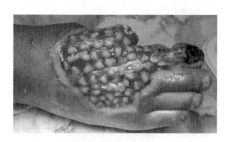

图6-5-8　1个半月后行点状植皮，第2趾截趾术
（彩图见彩插8）

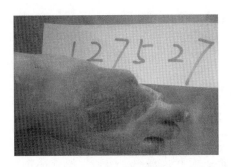

图6-5-9　经治疗2个月后溃疡愈合（彩图见彩插9）

（李顺宁、王昕舟）

第六节　负压封闭引流术在慢性缺血性溃疡中的运用

一、缺血性溃疡

（一）概况

肢体缺血性溃疡是由于下肢动脉缺血引起的下肢溃疡的总称，是指肢体动脉不同程度供血障碍而导致下肢感染、溃疡形成或深部组织的破坏。常见于动脉硬化闭塞症、急性动脉栓塞、血栓闭塞性脉管炎、糖尿病周围血管病变、雷诺综合征（Raynaud's syndrome，RS）、下肢动脉栓塞、动静脉瘘等疾病。缺血性溃疡特点是血供差、难愈合、易感染、易坏死、痛感强。缺血性溃疡的临床表现除肢体末端溃疡外，还可有夜间静息痛、肢体发凉、动脉搏动减弱或消失等症状，生活中患者会长时间因溃疡而疼痛。缺血性溃疡如未能得到良好治疗，最终将走向截肢的道路，给家庭和社会带来沉重的负担。已知高龄、高血压、高血脂、吸烟、足部损伤等都是其危险因素。

缺血性溃疡最常见于糖尿病足、动脉硬化闭塞症和血栓闭塞性脉管炎等。糖尿病患者一旦发生溃疡，虽然经过治疗后痊愈，但再次发生足部溃疡的风险会增加 10 倍左右。数据显示，第 1 年复发率高达 34%，随后 5 年复发率更是超过 70%。截至 2010 年，全球下肢 ASO 的患者人数已达 2 亿，其中 >70 岁人群发病率更是高达 20%。全球每 100 万人中就有 100～500 人因下肢 ASO 面临截肢。国外调查数据显示，血栓闭塞性血管炎患者 5 年截肢率为 25%，10 年截肢率为 38%，20 年截肢率为 46%。缺血性溃疡造成的溃烂疼痛和截肢，给患者造成严重的生活不便及心理负担，也给社会造成巨大的经济负担。

（二）缺血性疾病的常规治疗和手术治疗

溃疡的形成常见于下肢动脉硬化闭塞症、血栓闭塞性脉管炎、糖尿病足及动脉栓塞等疾病。其病变的根源在于肢体动脉狭窄或闭塞造成末端缺血，从而引起肢体坏死、创面形成及反复的感染。

肢体缺血性疾病的药物常规治疗，主要包括抗感染、控制血压、降糖、调脂、扩血管、抗血小板、抗凝等。虽然药物治疗作为一种综合治疗的方式是必不可少的，但其不能及时有效地解决患者肢体的缺血性溃疡病灶。缺血性溃疡的手术治疗，首要的是开通狭窄或闭塞的动脉，以改善肢体动脉供血。治疗手段主要为血管重建手术、腔内血管介入手术等。手术治疗作为一种高效的新治疗手段，可及时改善下肢动脉供血，但也同样不能在短时间内解决下肢末端溃疡。而肢体溃疡若不能及时康复，后期各种并发症的发生率和截肢率非常高。

（三）缺血性溃疡的综合治疗措施

缺血性溃疡较一般溃疡难以愈合，除肢体缺血因素外，还与局部创面环境和换药处理方式有关。缺血性溃疡病程较长，创面感染细菌的菌种复杂，或因反复炎症刺激瘢痕组织形成较多，上皮组织不易爬行，创面内往往残留有坏死组织、腐骨或异物，甚至容易引起骨髓炎而导致创面久不愈合。

可通过抗感染、清创等改善溃疡创面，以促进肉芽及上皮组织生长、加速创面愈合。目前针对溃疡创面的治疗手段，主要包括以下方面。

1. 伤口局部清创

在溃疡创面炎症得到良好控制、血供得到改善时，应及时对创面进行局部清创。如创面腐肉较多，可依据创面分界情况行蚕食法或鲸吞法清除坏死组织。

2. 抗感染治疗

感染是缺血性溃疡的主要影响因素和进展因素，直接影响着溃疡的疗效和预后，溃疡创面是细菌、真菌的温床，尤其是长期慢性的溃疡创面，经伤口分泌物培养往往能培养出各种细菌和真菌。有的溃疡比较表浅，有的溃疡比较深层。在急性感染期进行有效的检查和抗感染治疗，如进行早期的伤口分泌物检查，使用安尔碘、依沙丫啶、过氧化氢等消毒液进行创面的清洗，依据药敏结果选择相应的抗生素治疗，均可以有效阻止溃疡的进展，有利于创面的愈合。

3. 改善外周血液循环

血管病变是影响缺血性溃疡预后的关键，缺血性溃疡患者常常因动脉粥样硬化斑块、血栓、钙化灶的形成等导致血管狭窄、闭塞，从而引起肢体末端缺血、缺氧，组织坏死，增加感染风险。同时新生的肉芽及上皮组织因得不到充足的营养和氧气而生长缓慢，或者停止生长，甚至会加速组织的感染坏死。通过抗血小板、扩张血管等西药治疗和活血化瘀等中药治疗改善患者足部血流灌注，是治疗缺血性溃疡的重要环节。

4. 手术治疗

目前，手术治疗是解决肢体端缺血最直接、最有效的方法。传统意见认为血管重建手术风险大、长期通畅率低，所以多用药物治疗。随着血管腔内技术的成熟，内膜下血管成形术、切割球囊、药物涂层支架、可吸收支架等的出现，手术风险大大降低，血管长期通畅率得到极大改善，因此大多数肢体缺血性疾病，均可通过腔内治疗解决。

从中医药方面看，缺血性溃疡属于中医"阴证""阴疽""脱疽"等范畴，中药外用对祛腐生肌、煨脓长肉有一定特殊效果。古籍记载八二丹中的汞化物可使坏死组织、瘢痕组织等腐蚀脱落，抑制细菌生长，有助于缺血性溃疡的治疗。

（四）缺血性溃疡的治疗难点及展望

肢体的血供改善是溃疡愈合的前提条件，感染控制是恢复阶段的重要影响因素，腐肉及坏死组织的减少则利于创面的快速愈合。然而，目前这些治疗手段效果都比较局限，主要是因为其肉芽生长慢、渗液多、易感染、暴露于有菌环境等，这些都是影响伤口愈合的重要因素。所以缺血严重患者的肢体溃疡，往往迁延不愈，甚至因感染而愈发加重、扩大。同时容易造成医生工作量增大，临床负担加重；且患者每日疼痛剧烈，日夜不眠，心理和经济负担大。因此，如何在改善下肢供血的同时，及时有效促进溃疡愈合、减轻患者病痛，成为临床中关注的焦点和难点之一。针对溃疡的处理是临床工作中的重点、难点和要点。

近年来，随着负压封闭引流技术的广泛应用，其在外科、烧伤科、美容整形科、骨科、创伤科等治疗中均取得良好效果，该技术在肢体慢性溃疡治疗中也逐渐得到认可，且其在缺血性溃疡治疗中也有积极的作用，目前对负压治疗缺血性溃疡的机制研究也在不断深入。

二、负压封闭引流技术

（一）概况

负压伤口疗法自 20 世纪 40 年代以来已有文献报道，早期的负压伤口疗法只具备两个条件：即创面的封闭和与一个负压源的连接。负压封闭引流技术（vacuum sealing drainage，VSD）是通过可控负压促进溃疡创面愈合的一种新治疗方法。1993 年德国乌尔姆大学外科医师 Fleischman 博士等改进技术，将带有侧孔引流管的特殊敷料覆盖于创面，通过负压吸引装置持续或间断地引流创面坏死组织或渗液，应用于急性创面和感染性创面的治疗，取得明显效果。1994 年裘华德教授率先将此技术引入国内，并创造性地应用于骨科及普外科。

VSD 具体是指用内含有引流管的聚乙烯酒精水化海藻盐泡沫敷料，来覆盖或填充皮肤、软组织缺损的创面，再用生物半透膜对之进行封闭，使其成为一个密闭空间，最后把引流管接通负压源，通过可控制的负压来促进创面愈合的治疗方法。该疗法具有引流、减轻局部组织水肿、改善局部血液循环和促进创面愈合的优势。

近年来随着 VSD 的研究进展，其运用范围也越来越广，无论对骨科、外科，还是烧伤、创伤、整形等领域的创面，都能起到积极的治疗效果。

相关研究显示，无论引起患者出现创伤以及软组织缺损的原因是什么，在急慢性缺损创面 I ~ II 期中都能使用 VSD。有学者对各类软组织缺损中 VSD 的应用进行了研究，虽然引起损失的原因存在一定差异，但 VSD 仍能起到良好的治疗效果。因此 VSD 在创面治疗领域，有着非常乐观的应用前景。

（二）负压封闭引流术在创面应用中的优势

在不同类型的创面中使用 VSD 具有多种优势，主要是以下 6 个方面。

（1）高效引流。负压封闭引流是一种高效引流，高效体现在引流的全方位、高负压下引流的彻底性上，即被引流区内的渗液、脓液和脱落坏死组织能被及时彻底地引出体外，不必受创腔在"低位"的限制，充分保持创面清洁。

（2）抑制细菌。负压封闭引流的创面渗出物随时被引流出，减少了创面细菌数量，也不利于细菌的生长，从而抑制细菌的增生、阻止感染的扩散和毒素的吸收，能够显著加快腔隙的闭合和感染创面的愈合，对于浅表创面可以起到靠拢组织、缩小创面、减小植皮面积的功效。

（3）减少感染。大幅度地减少了抗生素的应用，有效地预防了院内交叉感染的发生，缩短了住院时间。

（4）减轻工作量。每次引流的持续时间较长，不用频繁换药。使用VSD对创面进行治疗，其有效的时间能够达到5～15天，如无特殊情况在此期间不需要对患者进行换药以及进行引流管的更换，在降低医护人员工作量及材料投入的同时，还能够减轻患者的痛苦。

（5）缩短治疗时间。相关研究显示，使用VSD能够使患者病程缩短30%～50%。因此，对患者生活质量的提高具有一定的价值，并且还能够减少患者的治疗费用。

（6）操作简便。一般床边1～2人即可完成。

从以上几种优势中能够看出，使用VSD不仅能够提高疾病治疗效果，减少并发症的发生，还能够降低患者的治疗费用及医护人员的工作量，是一种高效且经济的治疗万法。

（三）负压疗法的原理

VSD可为溃疡伤口创造一个相对密闭的负压环境，持续的负压状态使被引流区与外界隔绝，能有效地预防感染、减少交叉感染。持续的负压状态，可以引流出创面的渗出液、增加创面血供、改善创面微循环，在促进肉芽组织生长的同时，能减少坏死组织和抑制细菌生长。

1. 促进生长因子的生长和释放

创面愈合受到多种调控因子的影响，其中生长因子尤其重要，它参与了创面修复的各个阶段。神经生长因子具有趋化性，能促进血管内皮细胞向受伤部位移动，以及促进内皮细胞的增生和生长，维持血管内皮的正常功能，同时能清除坏死组织。Dian等研究发现，负压引流能够刺激组织创面各种生长因子的形成，可能与负压创面和周围组织形成的压力差相关。钱晓玲等指出，负压封闭引流可使伤口内坏死组织和脓性分泌物减少，提高慢性创面周围组织中神经因子的表达和微血管的数量，能促进肉芽组织生长。陈少全等发现，负压治疗可促进内源性表皮生长因子表达。

2. 改善局部循环

缺血性溃疡创面恢复的前提是血液供应。研究表明，负压封闭引流使创面成纤维细胞增多，负压适度的压力可刺激细胞分裂，促进新血管的生成。

相关研究显示，负压还能通过影响创面相关酶的水平从而影响治疗效果。研究表明负压封闭引流能通过影响创面相关酶的平衡从而改善创面的微循环、促进微血管的形成。血流增加可以促进毛细血管增生及内皮细胞的形态和功能恢复。当局部血液循环出现障碍的时候，将会引发组织缺血、缺氧，同时使代谢废物堆积，负压引流压力平均在 16.6 kPa 时，可有效缓解水肿，增加血液循环，促进肉芽生长。VSD 可通过引流除去过多液体，不仅能减少腔隙内水肿，还能起到解除小血管压迫的作用，而负压则有助于促进小动脉扩张，并由此起到减轻后血管负荷以及增加局部血流的作用。

3. 改善组织缺氧

对于缺血性溃疡只改善循环是不够的，还要有充足的氧气供应。创面含氧量过低，可导致成纤维细胞增生减慢或停止，造成组织增生不良。负压封闭引流可通过改善创面的局部血流及氧代谢，促进创面的愈合。

4. 促进肉芽组织生长

Bovill 等研究发现，负压封闭引流能有效去除创面感染坏死物质，促进淋巴回流，减轻创面局部水肿，为肉芽组织和上皮组织生长创造良好条件。Greene 等研究显示，负压封闭引流技术治疗创面，与对照组相比，可显著增加肉芽组织。张天浩研究结果提示，使用负压封闭引流治疗压疮，能促进肉芽组织的增生，且在创面形成的前 2 周效果明显。

5. 抑菌作用

缺血性溃疡常伴有感染、渗液，伤口分泌物常可伴随细菌、真菌生长。张凯的临床调查发现，细菌、真菌感染在慢性溃疡创面发生率很高，溃疡创面的感染率为 81%，其中细菌感染占 89.36%，真菌感染占 5.56%。Argenta 等和 Morykwas 等运用动物模型比较负压创面治疗技术与盐水纱布敷料对慢性伤口的疗效，结果显示 VSD 在增加创面局部血流量、促进成纤维细胞生长、降低创面细菌等方面明显优于对照组。

6. 降低基质金属蛋白酶表达

负压封闭技术中的敷料同样起着不可或缺的作用，可有效地清除局部代谢产物和炎症介质。金属蛋白酶可以使溃疡创面愈合延迟。Greene 等的研究表明，与不采用泡沫敷料的治疗组相比，采用泡沫敷料覆盖的治疗组的局部组织活检结果提示其金属蛋白酶的表达明显减少，从而有利于加速溃疡愈合。

（四）操作方法简介

（1）彻底清创或清除皮肤感染组织。

（2）将 VSD 负压敷料按创面大小修剪并贴附于创面并缝合。

（3）用无菌纱布擦净周围皮肤，使用生物半透性薄膜封闭整个创面和 VSD

敷料。

（4）负压吸引，连接 VSD 敷料的硅胶管，另一端通过一个三通管与中心负压吸引装置连接，调节最佳负压吸引状态保持负压恒定（－100～300 mmHg）。薄膜出现明显塌陷，说明密封较好，负压效果满意。

（5）持续负压吸引 3～21 天，观察创面有大量新鲜的肉芽组织生成，可行游离植皮或皮瓣移植术。

三、负压封闭引流技术在缺血性溃疡中的运用

（一）临床研究

研究表明，负压吸引疗法能有效清除坏死组织，改善局部血液供应，促进肉芽组织增生，从而起到促进伤口愈合的作用。

负压封闭引流术具有引流、减轻局部组织水肿、改善局部血液循环和促进创面愈合的优势，目前在创伤外科、外科手术后的难愈性创面中得到广泛应用，近年来在糖尿病足溃疡（diabetic foot ulcer，DFU）治疗方面也应用广泛，目前在缺血性溃疡方面的研究报道相对较少，但从相关文献报道可得知，其在治疗缺血性溃疡时也可作为一种有效、安全、可行的方法。具体应用情况总结如下。

1. 糖尿病足

王文娟等通过临床对比 40 例神经缺血性糖尿病足溃疡，比较了 VSD 治疗组和普通换药组疗效，结果显示 VSD 治疗组在创面缩小情况、肉芽组织生长时间和治疗费用等方面明显优于普通换药组。且提出神经缺血性 DFU 早期感染创面不宜应用 VSD，创面彻底清创后应用 VSD 覆盖创面可避免二重感染、改善创面血运，取得积极效果。黎小燕等的研究表明 VSD 可明显缩减糖尿病足创面愈合时间、降低严重感染率、提高糖尿病足创面愈合率及改善患者生活质量。针对不同程度的糖尿病足患者，VSD 同样具有很好疗效。吴妙琼等发现使用 VSD 治疗不同程度的糖尿病足溃疡患者，均可降低截肢率，有较好保肢率。

VSD 除了从宏观上看能促进创面缩小愈合，从微观上看还能影响溃疡周围的细胞变化。沐世昌等通过对负压封闭引流与轻中度缺血糖尿病足溃疡患者外周血内皮祖细胞（endothelial progenitor cells，EPCs）数量关系的研究，发现为期 1 周的负压封闭引流治疗可使轻中度缺血的 DFU 患者外周血中 EPCs 数量显著增加，证实使用该方法治疗可直接提高轻中度缺血 DFU 患者骨髓 EPCs 入血的动员能力。

除了从溃疡创面缩小情况、肉芽生长情况、溃疡外周内皮祖细胞变化明确 VSD 的疗效外，任继魁等通过踝肱比对负压封闭引流治疗的 54 例（糖尿病足溃疡 49 例、下肢动脉炎足趾溃疡 5 例）下肢动脉血管病变患者创面的临床疗效进行观察，结果显示踝肱比小于 0.5 的下肢动脉血管病变患者存在较严重的血管

病变，局部血供差，不适宜使用 VSD 治疗。踝肱比大于或等于 0.5 的患者肉芽组织生长率为 95%。

2. 下肢动脉硬化闭塞症、血栓闭塞性脉管炎

我科在运用负压治疗慢性缺血性溃疡方面取得了一定成效。李顺宁等采用改良负压封闭引流技术治疗脉管炎 2 例、肢体动脉硬化闭塞症 3 例、糖尿病动脉硬化症 2 例，其中骨残端外露 2 例、形成窦道 2 例，均缺血严重，无肉芽生长，溃疡无法愈合，负压封闭引流后，溃疡部位出现肉芽生长，骨残端肉芽覆盖，窦道分泌物减少。配合点状植皮术，治疗糖尿病足溃疡 5 例，植皮后硼酸纱布覆盖创面，使用负压封闭引流技术，植皮后第 2 天即可见皮瓣成活、生长，皮瓣成活率达 100%。平均溃疡面积（140.80 ± 132.70）cm^2，愈合时间（20.4 ± 10.10）d。

周毅平通过负压封闭引流配合生肌膏对患者进行治疗，分别对 6 例血栓闭塞性血管炎、5 例肢体动脉硬化闭塞症和 5 例糖尿病性动脉硬化闭塞症患者进行疗效观察，结果总有效率 87.5%。周毅平教授提到，在难愈性溃疡中使用生肌膏并辅助负压封闭引流的方法，既可利用生肌膏对溃疡的滋润保护、消炎生肌作用，又能缓解负压引起的疼痛，避免溃疡干燥坏死，临床观察到其能促进溃疡肉芽生长，溃疡缩小。

3. 重症肢端缺血

龚凯通过回顾性分析 66 例重症肢体缺血坏疽溃疡患者的临床资料，观察 35 例 VSD 组和 31 例对照组结果发现，VSD 组患者伤口愈合率 91%，感染率为 0，对照组患者伤口愈合率为 52%，感染率 42%，且 VSD 在降低死亡率、减少住院时间和费用等方面能起到积极作用。

结果提示所有患者创面最终关闭并愈合后 3 个月，未见感染复发。

对于重症缺血的患者，在改善肢体供血的前提下运用 VSD，有助于提高保肢率，促进溃疡愈合。

（二）不足及应用前景

根据相关文献资料结果分析，负压创面治疗技术在非缺血性溃疡创面中的应用广泛，而在缺血性溃疡中的应用临床报道不充足。临床研究不充足考虑主要是与自身肢体缺血造成局部创面供血不足、容易感染坏死及患者因疼痛依从性不高等因素相关，但同时也应该注意到改良后的负压治疗能有效改善缺血性溃疡创面、促进愈合。鉴于缺血性溃疡治疗的困难性及改良负压治疗的有效性，改良负压治疗在缺血性溃疡治疗有广阔的应用前景。

（三）我科改良负压封闭引流技术特点

在缺血性溃疡治疗运用中，我们发现溃疡创面易因负压抽吸而分泌物过少，导致溃疡面干燥坏死，而且装置价格昂贵，难以普遍使用，因此我们使用临床常用物品配合生肌膏，利用负压封闭原理自制负压引流装置，降低了治疗成本，方便临床推广使用。

生肌膏为我院自制制剂，成分主要有黄丹、珍珠层粉等，厚薄均匀涂抹于略大于溃疡面积的凡士林纱布上。

具体使用方法如下。

（1）引流管材料选择：选择一次性静脉输液管作引流管，将静脉输液管接头处减去，管道侧面剪出多个侧孔作为引流头，侧孔间距 0.8 ~ 1.2 cm，孔径大小 0.5 ~ 0.8 cm，按创面大小设计引流头长度，如创面范围大，则可将引流头弯曲放置，呈 U 形或 S 形，引流头间距 3 ~ 4 cm，引流头不超出溃疡面范围。

（2）敷料材料选择：抗菌溶液纱布或泡沫敷料包绕、隔离引流管。以一次性外科贴膜或专用透气膜作透明封闭贴膜。以空输液瓶作引流瓶，中心负压泵接连接管，再接输液排气管后，针头一端插入引流瓶胶塞，引流管针头一端亦插入引流瓶胶塞，两针头尽量分开，避免接触。

（3）具体操作流程：溃疡面常规清洗，溃疡周围皮肤以过氧化氢或松节油清洁，去除污垢及皮屑后，以我科自制生肌膏纱布覆盖溃疡面，以合适大小的抗菌盐水纱布覆盖，其上放置引流头，再以抗菌盐水纱布覆盖，最后以外科薄膜完全封闭。如溃疡面较小而深，则以一次性静脉输液针减去针头，按前方法剪出侧孔作引流头，以小条纱布包绕引流头放置在生肌膏上，再以薄膜封闭即可。

（4）治疗过程注意事项：接引流瓶、负压泵后观察到薄膜逐渐塌陷，敷料紧贴溃疡表面，引流管上的输液壶瘪陷，患者自觉疼痛时，则封闭成功，给予持续负压，维持压力 40 ~ 60 kPa，每日可间断休息 1 ~ 2 次，每次 0.5 ~ 1 小时。如创面出血则减小吸引的压力，甚至暂停吸引。视敷料分泌物多少或局部封闭情况决定换药间隔，如敷料污浊、分泌物多则约每 3 日换药 1 次，分泌物少则约每 7 天换药 1 次。

（5）压力选择：我科观察的最适压力为 40 ~ 60 kPa，此时创面干洁，分泌物少。如压力过大，患者会觉疼痛加重难以耐受，且易致创面出血，阻塞引流管。如患者疼痛难忍，最小压力为 0.02 kPa，也能达到一定的作用。

（四）治疗推荐

建议所有行缺血性溃疡负压治疗的患者，先行踝肱指数（ankle brachial index，ABI）、经皮氧分压等检查，评估创面缺血情况。

（1）对于 ABI≥0.5 的非严重缺血性溃疡创面，建议持续负压治疗，维持压力 40 ~ 60 kPa，每日可间断休息 1 ~ 2 次，每次 2 ~ 4 小时。

（2）对于 ABI < 0.5 的严重缺血性溃疡创面，若肢体侧支循环好，皮温、皮色可，建议间断负压治疗，维持压力 20 ~ 40 kPa，每日可间断休息 3 ~ 4 次，每次 2 ~ 4 小时。

（3）对于 ABI＜0.5 的严重缺血性溃疡创面，若肢体侧支循环差，皮温降低、皮色瘀紫，不建议行负压治疗。

（五）适应证和禁忌证

1. 适应证

（1）糖尿病足或下肢溃疡。

（2）静脉瘀滞性溃疡。

（3）压迫性溃疡（压疮）。

（4）愈合不佳的手术后伤口。

（5）植皮区或供皮区。

（6）非全层皮肤烧伤。

（7）穿通性创伤（如腹部、胸骨、脊柱、会阴）。

（8）瘘，如肠瘘，骨髓炎瘘等。

（9）伤口周围有潜行的窦道。

（10）筋膜减张切开伤口（切开皮肤及筋膜用来治疗筋膜室综合征）。

（11）裂开的手术伤口。

（12）动脉硬化症、血栓闭塞性脉管炎等缺血性溃疡。

2. 绝对禁忌证

（1）伤口内存在恶性肿瘤或恶性伤口或溃疡。

（2）湿性坏疽或干性焦痂未行清创治疗。

（3）未经治疗或清创的骨髓炎。

（4）存在非肠性瘘管及未经探明的瘘管。

3. 相对禁忌证

（1）活动性出血创面。

（2）深达关节囊的溃疡。

（3）疼痛严重的溃疡、调整压力患者也不能耐受者。

（六）不良反应

目前已知的不良反应如下。

（1）疼痛加重。负压状态下溃疡表面经受大气压的作用，疼痛加重，需要逐级调整压力，避免压力过大，并做好解释工作，鼓励患者坚持，逐步适应。

（2）增加出血。肝硬化患者存在凝血功能障碍，压力过大易致出血，可在改善肝功能、给予止血治疗的同时，对局部负压给予适当调整。

（七）操作注意事项及特殊情况处理

1. 注意事项

（1）在进行负压创面治疗的过程中，需要注意泡沫敷料不能直接接触暴露的血管、吻合部位、器官或神经，务必使用凡士林油纱保护重要的组织，如暴露的肌腱、韧带、血管、吻合处、器官和神经。

（2）针对负压容易引起创面干燥、疼痛的情况，建议以生肌膏外敷。出现创面出血不适宜使用负压创面治疗，如有大血管损伤引发的出血则必须在24小时或48小时后开始负压治疗。

（3）若创面经充分治疗后，仍无愈合倾向，就要重新评价创面的特点、血流、营养等相关特征。大部分学者认为，若负压创面治疗在使用4周后仍无效，就需要更换治疗方法。

（4）如患者出现轻度疼痛，应降低负压压力，定期观察；如疼痛剧烈不能缓解，应暂停负压治疗，以免因持续剧烈疼痛引起血管痉挛，加重缺血。

2. 特殊情况处理

（1）引流管堵塞：有时可见引流管中有一段变干的引流物堵塞管腔，并因此截断敷料的负压源，甚至使敷料鼓起，不见管形，这时可逆行缓慢注入生理盐水浸泡，堵塞的引流物变软后，重新接通负压源，防止引流管受压、弯曲、堵塞。术后注意保持引流管的通畅及保持负压通畅。

（2）泡沫敷料鼓起，不见管形：常见的原因除了引流管堵塞外，还应考虑负压源异常，如吸引机损坏所致负压力不够、中心负压表头损坏、引流通道接头处漏气、停电、电源断路、中心负压停止、引流管被患者压迫、引流管折叠等，此时需要根据具体原因具体处理。

泡沫敷料材料内有少许坏死组织和渗液残留，有时会透过半透膜散发出臭味，甚至泡沫敷料材料上出现黄绿色、绿脓色、灰暗色等各种污秽的颜色，这并非创面的坏死组织所致，不会影响VSD的治疗效果，一般无须再做特殊处理。

（3）出血。当发现有大量新鲜血液被吸出时，应马上通知医生或护士，立即暂停负压治疗，并仔细检查创面内是否有活动性出血。

四、护理及健康指导

（一）护理

1. 术前护理

观察患者心理、情绪变化情况，创伤给患者带来身心的巨大打击、痛苦，患者担心疾病预后情况，以及存在经济顾虑，应积极与患者沟通，对其进行心理疏导，讲述负压伤口疗法治疗的基本原理和展示成功案例图片资料给患者，使之建立信心，正确面对疾病，积极配合治疗。

2. 术后护理

（1）保护创面，保证有效引流。护理人员需勤巡视、勤观察局部皮肤、敷料及引流情况。封闭创面使用的是生物半透性薄膜，应保持创面及局部皮肤干燥，周围皮肤可用碘伏擦洗 1~2 次/日。若引流不畅需及时报告医生处理。

（2）负压效果观察。透明膜假如瘪陷表示有效。假如恢复原状或鼓气，表明膜下积液、负压失效。

（3）密封治理。定期检查各接口，接口松动要报告医生进行处理。

（4）引流量时间观察。根据引流渗液量、引流效果决定引流时间，一般引流时间为 3~5 天，以不超过 7 天为宜。

（二）健康指导

（1）做好疾病知识的宣教。向患者介绍 VSD 引流的目的及注意事项，指导患者进食富含高蛋白质、高维生素类饮食以利创面早期愈合。

（2）负压需要长时间卧床，期间鼓励患者深呼吸，多饮水，定时翻身、拍背，保持床铺平整、干燥、清洁，经常按摩受压部位，防止呼吸道、泌尿系感染，以及压疮等并发症。

（3）出院指导。告知患者创面的自我护理和观察、休息、营养等知识，嘱其如有不适及时就诊等。

（钟镜锋）

第七章

"罗永佳名中医传承工作室"成员发挥

第一节 柴胡疏肝散在下肢静脉功能不全中的运用

下肢静脉功能不全是血管外科常见病，最早记载于公元前的古埃及，因静脉血液倒流，血流阻塞或两者共存所致，主要包括下肢静脉曲张和深静脉瓣膜功能不全，统称为下肢慢性静脉功能不全（chonic venous insufficiency，CVI）。目前在人体及多种动物模型中表明，CVI 是在静脉高压、小腿腓肠肌泵功能不全等因素作用下白细胞激活及由此引发炎症反应的结果。

下肢慢性静脉功能不全的病因至今不完全明确，大量的研究资料表明，其公认的危险因素如下：长期从事负重工作、长时间的站立、皮肤的湿疹、接触刺激性药液（如抗生素、羟化物等）、妊娠、吸食毒品、肥胖、先天性静脉瓣膜功能不全、盆腔肿瘤、慢性咳嗽、长期便秘等。国外学者 Lee AJ 提出家族遗传因素、妊娠、年龄、女性、肥胖、长时间站立、身材较高等因素都与本病的发生具有关联。此外，外伤、湿疹、局部皮肤破损及虫咬等危险因素亦被提及。国内学者高东宸总结临床诊治经验，亦提出其发病的危险因素主要与性别、家族史、人种和地理位置、肥胖、年龄、侧别、职业等息息相关。

下肢慢性静脉功能不全常表现为下肢浅静脉曲张、血栓性浅静脉炎、静脉性溃疡等，是临床中下肢静脉系统重要而常见的疾病。初期表现为下肢浅表静脉迂曲、扩张，伴下肢重坠、乏力感等，卧床或休息后症状可减轻，后期表现为浅静脉血栓形成、色素沉着及皮肤营养改变，发生血栓性浅静脉炎、经久不愈的静脉性溃疡等。

根据 2004 年修改版的下肢静脉功能不全（chronic venousin sufficiency，

CVI）CEAP 分级，按临床分级可分为 0～6 级。C0 级：无明显视触体征，但有临床症状；C1 级：出现网状静脉、毛细血管扩张；C2 级：下肢浅静脉持久迂曲扩张大于等于 3 mm；C3 级：静脉性水肿，表现为踝部的凹陷性水肿；C4 级：出现湿疹、脂质硬皮病、色素沉着、白色萎缩等临床表现；C5 级：静脉性溃疡已愈合；C6 级：静脉性溃疡活动期。

不管是处于疾病的哪一期，不管是否出现并发症，都应该采取适当的治疗措施，比如采用静脉活性药物、穿弹力袜、硬化剂注射或接受外科静脉抽剥术等，这些方法都可以改善患者的生活质量。

本病属于祖国医学"筋瘤""青蛇毒""臁疮"等范畴，当代中医认为其多与湿热、气虚、血瘀相关，治疗以内外综合为主，方法包括清热利湿、益气、活血祛瘀。我们在临床实践中发现从肝论治有较好疗效，在中医古籍中也有与肝相关的论述，因此，我们提出"肝失疏泄"是下肢慢性静脉功能不全的重要病机这一观点，现论述如下。

一、生理基础

肝主疏泄，肝藏血，肝主筋，肝气具有升发、条达、舒畅的特性。如《黄帝内经》云："东方生风，风生木，木生酸，酸生肝，肝生筋""食入胃，散精于肝，淫气于筋"。叶天士云："肝为风木之藏……其性刚，主动，主升"。肝为刚脏，体阴而用阳，肝主藏血，以血为本，司血液的贮藏与调节；以气为用，主疏泄，性喜条达，司人体气机的转输畅达。

血的运行受着肝气疏泄的影响，《直指方》云："气行则血行，气止则血止。"《血证论》曰："肝属木，木气冲和条达，不致遏郁，则血脉得畅。"皆说明肝之疏泄作用与血液运行息息相关。《中藏经》云："肝系筋，筋为血之源。"《素问·五脏生成篇》云："人动则血运于诸经，人静则血归于肝脏，何者？肝主血海故也。"肝有贮藏血液和调节血量的作用，以供机体运动的需要。现代医学认为血管平滑肌具有收缩与舒张的功能特点，可以驱动血液流动，是调节血量分配功能的具体执行者，是肝藏贮藏血液和调节血量的生理解剖基础。

《灵枢·五变篇》曰："怒则气上逆，胸中蓄积，血气逆留，髋皮充肌，血脉不行。"《灵枢·百病始生篇》云："气上逆则六输不通……凝血蕴裹而不散"，均指肝疏泄失常致血不循脉，或气乱，或溢脉外，或滞脉中。清代吴谦在《医宗金鉴》中指出："凡跌打损坠坠之证，恶血留内，则不分何经，皆以肝为主，盖肝主血也，故败血凝滞，从其所属，必归于肝。"元代李东垣提出了"恶血归肝"论，他在《医学发明》中说："夫从高处坠下，恶血留于内，不分十二经络，圣人俱作风中肝经……恶血必归于肝……盖肝主血故也。"这里的恶血，即瘀血，系指离经之血或血运不畅而阻于经脉及脏腑的血液，下肢静脉曲张中的血液正是这"恶血"。

二、病因病机

中医学无下肢静脉功能不全的病名,但历代医家多归之于"筋瘤""臁疮""青蛇毒""恶脉"等病的范畴,对临床症状和治法均有详细的描述。

《灵枢·刺节真邪》曰:"有所疾前筋,筋屈不得伸,邪气居其间而不反,发为筋瘤""有所结,气归之,卫气留之,不得反,津液久留,合而为肠溜,久者数岁乃成,以手按之柔""已有所结,气归之,津液留之,邪气中之,凝结日以益甚,连以聚居为昔瘤,以手按之坚",最早记录了"筋瘤"的名称,指出了筋瘤的病因是"邪气居前筋而不反"。日久则为筋脉迂曲严重的"肠溜",更甚者则为筋脉粘连成块、瘀血留滞、按之坚硬的"昔瘤"。

明薛立斋在《外科枢要·论瘤赘》云:"若怒动肝火,血涸而筋挛者,其自筋肿起,按之如筋,久而或有血缕,名曰筋瘤""夫瘤者,留也,随气凝滞……大凡属肝胆二经结核",直接指出肝火的病因,肝经与"瘤"的关系。《外科正宗·瘿瘤论》曰:"筋瘤者、坚而面紫、垒垒青筋、盘曲甚者,结若蚯蚓。治当清肝解郁,养血舒筋,清肝芦荟丸是也",进一步详细描述了筋瘤性状以及清肝的治法与方药。

由此可见,从《灵枢》《外科枢要》《外科正宗》中有相关"筋瘤"的"邪气居其间""怒动肝火"病因,"随气凝滞""有所结,气归之"病机,到"清肝解郁,养血舒筋"治法,"清肝芦荟丸"方药的记载,都支持下肢静脉功能不全与"肝"密切相关,明确了"从肝论治"的治则。

因肝的疏泄失常而致"血滞脉中"或"血溢脉外"。"血滞脉中"而致气血不通,"不通则痛",临床上表现为胀痛、刺痛;"血溢脉外"故不荣经脉肌肤,则出现后期皮肤营养障碍性改变,如色素沉着,溃疡等。如《灵枢·刺节真邪篇》所述:"虚邪之中人也……寒与热相搏,久留而内着……热胜其寒则烂肉腐肌为脓",肝失疏泄后期寒热交杂,热胜其寒而病发溃疡。而《外科正宗·臁疮论》也记载:"臁疮者,风热湿毒相聚而成。"可见,肝失疏泄进而导致湿热下注、瘀血留滞,是下肢慢性静脉功能不全各发展阶段的重要病机。

三、临床危险因素分析

我们的一项病例对照研究,将110例静脉曲张患者与健康人群对照,采用下肢慢性静脉功能不全流行病学调查表、中医七情相关调查表,对病例组和健康人群对照组进行调查,采用中医证候四诊量表对病例组的症状、体征及舌脉等四诊资料进行调查。

结果表明,长时间行走或站立、外伤史、体力劳动、家族遗传史、经常饮酒、情绪容易波动、经常负重工作、长期便秘、妊娠期、下肢深静脉血栓病史等因素是下肢慢性静脉功能不全发生的危险因素。调查后发现，情绪波动也是其危险因素之一。

对所采集的证型指标进行频数统计和聚类分析，所得结果提示肝郁气滞型占比12%。证型分布如图 7 – 1 – 1 所示。

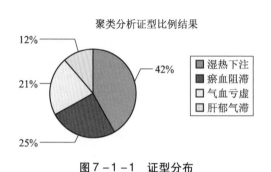

图 7 – 1 – 1　证型分布

对中医七情调查结果进行分析，结果提示在病例组中七情主要表现为"怒""忧""思"三个方面，而对照组中七情主要表现为"喜""思"两个方面，提示情志致病的相关因素。

四、分型辨治

下肢慢性静脉功能不全的病理机制目前认为与白细胞的激活及炎症反应有关，静脉壁和静脉瓣发现有大量单核细胞及其他炎性细胞浸润。实验研究表明，疏肝药物可使肾上腺皮质功能活跃，从而能够加强抗炎、抗毒、调节免疫等多种生物效应。疏肝理气药物对乳腺增生大鼠的血液流变学有显著调节作用，能明显改善全血黏度、增加纤维蛋白原。可见，疏肝药物能从控制炎症、改善血液黏稠等方面治疗下肢慢性静脉功能不全。

参照《中华人民共和国国家标准·中医临床诊疗术语·证候部分》《周围血管科常见疾病证候诊治指南（2015）》（中华中医药学会周围血管病分会），进行证候归纳和选方，归纳为4型。

（1）肝（气）郁化火：烦躁易怒，下肢久站后酸胀、疼痛，伴灼热感，硬结红肿、疼痛，色素沉着，口干、苦，舌红苔黄，脉弦数。选用清肝散、柴胡疏肝散、丹栀逍遥散、芦荟清肝丸等为代表方加减。

（2）寒湿瘀滞：肢体沉重畏冷、酸痛或刺痛，得温痛减，唇舌紫暗，舌有瘀点，舌苔白滑，脉沉细涩。选用柴胡桂枝汤、四逆散、黄芪桂枝五物汤。

（3）湿热下注：局部红热肿胀，皮肤渗液、糜烂、溃疡渗出多，舌苔厚腻，脉滑数。选用茵陈蒿汤、龙胆泻肝汤等为代表方加减。

（4）血虚风燥（盛）：皮肤粗糙、干燥脱屑、瘙痒，或枯皱皲裂，肌肤麻木，舌淡脉细。选用柴胡四物汤、四物消风散为代表方加减。

加减：乏力者，加北芪、升麻；下肢水肿，肿胀明显，甚至胀痛者，加茯苓、薏苡仁、泽泻、猪苓等；皮肤色素沉着、硬结，血瘀明显时可加用乳香、没药、桃仁、红花等；湿热瘙痒明显者则可用苦参、黄柏、白鲜皮等清热燥湿止痒；溃疡或难愈性溃疡，可予八珍汤、肾气丸等，兼用当归、莪术、三棱、王不留行等破血通络药物。

在临床治疗中可以疏肝理气法贯穿始终，兼以利湿、活血、清热。

五、从肝论治的代表方——柴胡疏肝散

疏肝理气法代表方——柴胡疏肝散，出自明代张介宾《景岳全书·古方八阵·散阵》，由"醋炒陈皮、柴胡各二钱，川芎、麸炒枳壳、芍药各一钱半，炙甘草五分，香附一钱半"组成。现代药理研究表明柴胡疏肝散具有抗炎、抗抑郁、调节免疫功能等作用，不仅能提高 IL-4 和降低 IFN-y 的含量，从而改善肝郁患者 Th 细胞因子分化失衡，还能明显抑制肝炎大鼠肝组织中炎症因子 TNF-α、IL-6 及 IL-1 的表达。可清除束缚致氧化应激的小鼠体内的过氧自由基，抑制脂质过氧化反应，缓解氧化应激损伤，提高机体抗氧化能力。单味药研究表明，柴胡、枳壳、甘草均有抗炎、降低毛细血管通透性、抑制炎症介质释放等作用。川芎可抑制血小板聚集、抑制血栓形成，扩张血管，减轻心肌缺血缺氧。柴胡疏肝散复方水提取物中检出的橙皮苷（Hesperidi）为西药地奥司明的主要成分。可见，柴胡疏肝散应用于治疗下肢静脉曲张具有良好的抗炎、抗缺氧及抗氧化基础。

六、柴胡疏肝散的实验研究

1. 柴胡疏肝散加减对下肢静脉功能不全炎症反应的影响

采用随机对照研究，治疗组、对照组各40例。治疗组予柴胡疏肝散加减汤剂口服2周，对照组予地奥司明2周。治疗前后比较，两组患者血清 TNF-α、IL-6 水平均明显降低（$P < 0.05$）；治疗前后两组 CVI 患者疼痛、水肿、炎症、溃疡、静脉曲张等临床表现均有所改善（$P < 0.05$），而治疗组在改善 CVI 患者色素沉着、硬结方面优于对照组。

结果显示，复方柴胡疏肝散加减能改善 CVI 患者的临床症状，尤其是色素沉着和硬结，减轻下肢静脉功能不全炎症反应。

2. 柴胡疏肝散对体外静脉收缩作用及机制研究

我们采用体外血管环方法，通过观察中药复方柴胡疏肝散对曲张静脉及脐

静脉张力的影响，与地奥司明对曲张静脉张力的影响进行对照，以及观察使用L-钙通道阻滞剂硝苯地平预处理后，柴胡疏肝散对曲张静脉张力的变化，探讨柴胡疏肝散对静脉环张力作用及可能的机制。

（1）地奥司明对曲张大隐静脉的影响。随着地奥司明药物浓度的增大，曲张静脉的收缩幅度并未逐渐增大，基本保持在水平线上，微小的波动不排除静脉自主收缩（图7-1-2）。

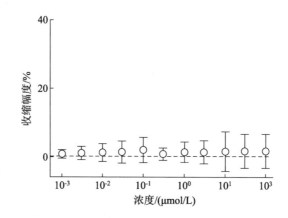

图7-1-2 地奥司明对曲张大隐静脉收缩的影响

（2）柴胡疏肝散对曲张大隐静脉及脐静脉的影响。在柴胡疏肝散作用下，曲张大隐静脉（$n=23$）收缩幅度随着药物浓度的增大而增大，见图7-1-3（黑色曲线、黑色圆圈为均值，黑色实线为正负标准差）。拟合方程为 $y=73.41+(2.55-73.41)/[1+(x/1.21)1.60]$，$R^2=0.9987$。半数最大收缩幅度为37.89%（图7-1-3中黑色虚线与 x 轴交点），EC50为1.21 g/L（图7-1-3中黑色虚线与 x 轴交点）。

柴胡疏肝散作用下，脐静脉（$n=8$）的收缩幅度随着药物浓度的增大而增大，见图7-1-3（灰色方形为均值，灰色实线为正负标准差）。拟合方程为 $x=123.79+(1.34-123.79)/[1+(x/1.07)3.07]$，$R^2=0.9975$；半数最大收缩幅度为62.57%（图7-1-3中灰色虚线与 x 轴交点），EC50为1.07 g/L（图7-1-3中灰色虚线与 x 轴交点）。

（3）柴胡疏肝散对曲张大隐静脉的影响。由图7-1-4可见，静脉张力值（图7-1-4中曲线）随着柴胡疏肝散浓度的增大而增大，当达到一定浓度后，张力值不再增加。

（4）硝苯地平抑制柴胡疏肝散收缩曲张大隐静脉的作用。在8例实验中发现，予硝苯地平1 μmoL/L预处理30 min后，再依次加入柴胡疏肝散，静脉环

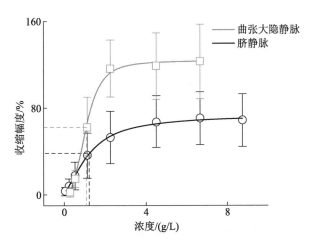

图 7 – 1 – 3　不同浓度柴胡疏肝散对静脉环的收缩作用

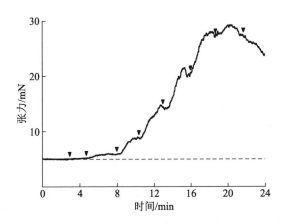

图 7 – 1 – 4　柴胡疏肝散对曲张大隐静脉收缩作用的影响

的收缩幅度随着柴胡疏肝散浓度的增大而增大，如图 7 – 1 – 5 所示。

　　以加柴胡疏肝散后静脉环的收缩幅度（收缩幅度 1）为横纵标，以加硝苯地平后再加相同浓度柴胡疏肝散的静脉环收缩幅度（收缩幅度 2）为纵坐标，做一散点图（图 7 – 1 – 6，正方形为均值，实线为正负标准差），将散点作过原点的直线拟合，见图 7 – 1 – 6 虚线。由此可知，硝苯地平能够明显抑制柴胡疏肝散收缩曲张大隐静脉环的作用。

　　实验结果表明，地奥司明对体外静脉并无明显收缩作用；但柴胡疏肝散能直接收缩体外曲张大隐静脉及脐静脉，且呈一定剂量依赖性，其中脐静脉收缩幅度更大，这与曲张大隐静脉血管平滑肌及内皮细胞病变有关；硝苯地平能够

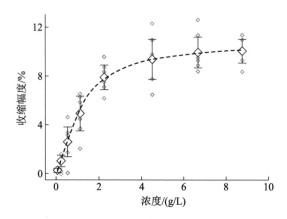

图 7-1-5　硝苯地平预处理后柴胡疏肝散对曲张大隐静脉的收缩作用

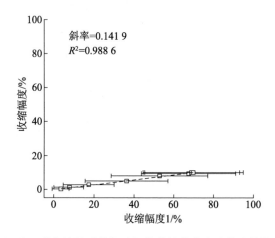

图 7-1-6　硝苯地平对柴胡疏肝散收缩曲张大隐静脉的抑制作用

抑制柴胡疏肝散对体外曲张大隐静脉的收缩作用。柴胡疏肝散治疗下肢静脉功能不全疗效确切，值得临床推广应用，然其具体机制尚需进一步实验研究。

总之，以柴胡疏肝散为代表的从肝论治下肢静脉曲张的方法经初步临床试验证实有效可行，但需要多中心研究进一步证实。初步实验研究为柴胡疏肝散用于临床治疗静脉曲张提供依据，但需要进一步的实验研究提供更多的证据，并深入挖掘其机制。

病案

患者，性别：女　年龄：74 岁

主诉：静脉曲张多年，加重 1 个月。

现病史：久站工作史，静脉曲张多年，酸胀痛乏力 1 个月，不能久站，晨轻暮重。胃纳差，胸胁满微结，心烦，头汗出，口苦，夜间重，肢凉。

体格检查：双小腿中度静脉曲张，伴色素沉着。舌淡胖，苔白，脉右弱，左关实。

辅助检查：下肢静脉彩超：股静脉瓣膜反流 1.0 s，腘静脉反流 0.5 s。

中医诊断：筋瘤。

证候诊断：肝旺脾虚。

西医诊断：下肢静脉功能不全。

治法：清肝健脾。

处方：四君子 + 柴胡桂枝干姜汤。

方药：党参 15 g，白术 15 g，茯苓 25 g，甘草 6 g，柴胡 15 g，黄芩 15 g，桂枝 10 g，干姜 5 g，牡蛎 30 g，枳壳 15 g，升麻 10 g。水煎服，每日 1 剂，共 5 剂。

复诊：诸证明显好转，酸胀痛乏力减轻。胃纳好转，胸胁满好转，无心烦，头汗出减少，口苦减轻，稍有肢凉。舌淡胖，苔白，脉缓滑。

证候诊断：肝旺脾虚。

治法：清肝健脾。

处方：党参 15 g，白术 15 g，茯苓 25 g，甘草 6 g，柴胡 15 g，黄芩 10 g，桂枝 10 g，干姜 5 g，牡蛎 30 g，枳壳 15 g，素馨花 10 g。水煎服，每日 1 剂，共 7 剂。

心得体会：脉右弱，胃纳差，胸胁满微结、肢凉为脾气虚，左关实，口苦，头汗出为肝火旺盛、逼汗外出。肢凉为阳气不能外达四末。

柴胡桂枝干姜汤适用于治疗疟寒多、微有热，或但寒不热、往来寒热、心烦等，方中桂枝可降冲逆，花粉、生牡蛎可滋津、敛津止消渴，用干姜温下寒、黄芩清上热。药后诸证缓解，而患者下肢静脉曲张的疲累乏力感也明显减轻。

（周毅平）

第二节　经方在周围血管病中的应用

六经辨证是汉代张仲景创立的一种辨证思维方式，包括三阳病（太阳病、阳明病、少阳病）和三阴病（太阴病、少阴病、厥阴病）的辨证思维过程。六经辨证以六经传变概括外感病的进展，根据阳气的盛衰，或传阳病，或传阴病，甚至直中三阴。周围血管病虽然不是外感病，但是在其疾病的发生、发展、转变过程中，根据临床具体情况，选用经方治疗，可获得很好的临床效果。现将常用的经方举例论述如下。

一、桂枝类方

1. 桂枝附子汤

组成：桂枝四两，附子二枚（炮），甘草二两（炙），生姜三两，大枣十二枚（劈）。

用法：右五味，以水六升，煮取三升，去滓，分温三服。

功效：温经散寒，祛湿止痛。

方义：风在表者，散以桂枝、甘草之辛甘；湿在经者，逐以附子之辛热；姜枣辛甘行荣卫，通津液，以和表也。（《注解伤寒论》）

条文：伤寒八九日，风湿相搏，不能自转侧，不呕，不渴，脉浮虚而涩者，桂枝附子汤主之。

临床运用：桂枝附子汤适用于治疗各种阴寒型周围血管病，如血栓闭塞性脉管炎、动脉硬化闭塞症、雷诺综合征、糖尿病足，若见手足冰冷，麻木疼痛，骨节痛，不渴，舌淡暗苔白，脉浮涩，可考虑使用此方。《素问·痹论》提出"风寒湿三气杂至，合而为痹也"，此方用于治疗下肢动脉缺血性疾病引起的疼痛效果尤甚，全方温经散寒，祛湿止痛。

> 病案

患者，性别：男　年龄：41 岁

主诉：左足趾坏死疼痛 3 个月。

现病史：3 个月前受寒后出现左足趾坏死疼痛，夜间静息痛，无法入睡。诊刻：左足趾冰凉感，刺痛明显，夜间尤甚，无法入睡，左足第 5 趾端发黑坏死，诉换药时，足趾坏死处吹风后疼痛加剧，微恶寒，无汗，口干不欲饮，无胸闷不适，纳可，二便调。舌淡暗，苔白稍腻，脉细涩。

中医诊断：脱疽（阴寒证）。

西医诊断：血栓闭塞性脉管炎。

处方：熟附子 30 g，桂枝 40 g，生姜 30 g，大枣 30 g，炙甘草 20 g，白芍 20 g，全蝎 10 g，蜈蚣 2 条，黄芪 60 g，白术 30 g，炒麦芽 30 g。水煎服，每日 1 剂，共 7 剂。

二诊：

患者 1 周后复诊，诉疼痛明显改善，夜间可入睡 2 小时，足部皮温转暖，足趾坏死处开始流脓，胃纳好转。舌淡暗，苔薄白，脉细涩。

处方：熟附子 50 g，桂枝 40 g，生姜 30 g，大枣 30 g，炙甘草 20 g，白芍 20 g，全蝎 10 g，蜈蚣 2 条，黄芪 120 g，白术 30 g，炒麦芽 30 g，麻黄 15 g。水煎服，每日 1 剂，共 7 剂。（嘱患者如服药后出汗，麻黄减少至 5 g）。

三诊：

患者诉服用二诊处方第 3 天时全身汗出，足部疼痛若失，夜间可入睡 5 小时，无口干，左坏死足趾脱落，红色肉芽生长，有少许黄白色分泌物。舌淡，苔薄白，脉弦涩。

处方：熟附子 60 g，桂枝 40 g，生姜 30 g，大枣 30 g，炙甘草 20 g，白芍 20 g，全蝎 10 g，蜈蚣 2 条，黄芪 120 g，白术 30 g。水煎服，每日 1 剂，共 14 剂。

四诊：

四诊溃疡愈合，足趾夜间偶有疼痛，睡眠可。附子减少至 30 g 继续服药 2 周。

按：患者足趾受寒后出现溃疡坏死疼痛，外寒入里，寒凝血瘀，以致足趾坏死。为典型的脱疽阴寒证。方用桂枝附子汤，结合患者胃纳差、苔白腻等脾虚湿阻之象，加用黄芪、白术、炒麦芽健运中土。二诊疼痛明显好转，足趾坏死处流脓，此乃阳气来复，阴疮转阳之征兆。故加用麻黄，温阳散寒通络，服药后患者出现汗出而解，故麻黄减少至 5 g，取其宣通经络之意。同时加大熟附子剂量温阳散寒，用大剂量黄芪益气排脓。此病治疗过程中，附子用量最高达 60 g，众多医家畏附子毒性如虎，附子的主要毒性为生物碱，通过久煎可破坏其毒性，一般需煎煮 1 小时。黄芪是疮科常用药，《神农本草经》载：黄芪味甘，微温，主痈疽久败疮，排脓止痛……补虚，小儿百病。中医外科内治法常用消、托、补法，在外科疾病中，通过提高黄芪剂量，可以更好地起到益气托毒排脓的作用，有利于溃疡伤口的愈合。此案患者有足趾溃疡坏死，初诊有表虚恶风表现，故使用 60 g 黄芪益气固表，托脓外出；二诊时脓液外流，正气得复，故黄芪加量至 120 g，一鼓作气，托脓敛疮而愈。

2. 当归四逆汤

组成：当归三两，芍药三两，桂枝三两，细辛三两，木通三两，甘草二两（炙），大枣二十五枚（劈）。

用法：右七味，以水八升，煮取三升，去滓，温服一升，日三服。

功效：养血通脉，温经止痛。

方义：手足厥寒，脉微欲绝者，阳之虚也，宜四逆辈；脉细欲绝者，血虚不能温于四末，并不能荣于脉中也。夫脉为血之府，而阳为阴之先，故欲续其脉，必益其血，欲益其血，必温其经。方用当归、芍药之润以滋之，甘草、大枣之甘以养之，桂枝、细辛之温以行之，而尤藉通草之入经通脉，以续其绝而止其厥。（《伤寒贯珠集》）

条文：少阴病，脉微而弱，身痛如掣者，此荣卫不和故也，当归四逆汤主之。

手足厥寒，脉细欲绝者，当归四逆汤主之。

临床运用：当归四逆汤常用于血栓闭塞性脉管炎、下肢动脉硬化闭塞症、雷诺综合征，症见：手足厥冷、麻木，甚青紫，疼痛剧烈，恶寒，舌淡，苔白，脉沉细欲绝。此类患者阴寒内盛，阳气虚衰，营血寒涩，不温四肢，故手足厥寒，阳气不足推动气血运行，兼有阴血内弱，故见脉细欲绝；病性属阴，病势属虚寒；因此治之以温经散寒，养血通脉为法，气血周流通畅则寒邪自消，其脉自现，肢节肌肤得气血温养则痹痛自解。因患者阴寒内盛，阴血不足，治疗周围血管病时，常与黄芪桂枝五物汤合方使用。"若其人内有久寒者，宜当归四逆加吴茱萸生姜汤主之"。即是说如果阴寒内盛，则加上吴茱萸生姜汤。

3. 黄芪桂枝五物汤

组成：黄芪三两，桂枝三两，芍药三两，生姜六两，大枣十二枚（劈）。

用法：右五味，以水六升，煮取二升，温服七合，日三服。

功效：温阳行痹。

方义：此方为"桂枝汤"去甘草加黄芪化裁而来，桂枝、白芍在外调和营卫，在里可调和阴阳。倍生姜增强了药物温通血脉的作用，加黄芪三两补虚以固表，所谓温、补、通、调并用，才达到了益气通阳，和营行痹的作用。

条文：血痹，阴阳俱微，或寸口关上微，尺中小紧，外证身体不仁，如风痹状，黄芪桂枝五物汤主之。

临床运用：黄芪桂枝五物汤适用于下肢动脉硬化闭塞症、糖尿病周围神经病患者早期轻症，临证把握肢体麻木或兼有痹疼要点。促进气行、血行，使血分的滞而不畅更快的解除。气为血帅，气行则血行，黄芪位列本经上品第三，得土气最厚，善补中气，运大气，固表气，气旺则可推动血行，如果疾病进一步进展，寒凝经脉，血脉瘀阻，临床表现有静息痛等情况，则需要使用"当归四逆汤"温经散寒，通脉止痛。

病案

患者，性别：女　年龄：81 岁

主诉：右小腿疼痛3个月。

现病史：患者神清，精神可，右小腿疼痛，冷感明显，夜间加重，有麻木不适感，微恶寒，无明显胸痛、胸闷，肩膀酸痛，胃纳不佳，睡眠不佳，大便稀。双下肢肤温偏低，右足背动脉、胫后动脉搏动未触及，腘动脉搏动减弱，股动脉搏动正常。舌淡暗，苔薄白微腻，脉弦细。

中医诊断：脱疽（气虚血瘀）。

西医诊断：下肢动脉硬化闭塞症。

处方：黄芪20 g，党参15 g，当归15 g，白芍15 g，桂枝15 g，白术15 g，炙甘草15 g，三七片10 g，通草10 g，细辛10 g，干姜15 g。水煎服，每日1剂，共5剂。

二诊：

患者小腿疼痛明显好转，仍有凉感，大便调，胃纳好转，舌淡，苔薄白，脉弦细。

处方：黄芪20 g，党参15 g，当归20 g，白芍15 g，桂枝15 g，白术15 g，炙甘草15 g，三七片10 g，通草10 g，细辛10 g，干姜15 g。水煎服，每日1剂，共5剂。

按：患者下肢麻木疼痛为主症，伴有中焦脾胃虚寒症状，宜黄芪桂枝五物汤、当归四逆汤、理中汤三方合方使用。理中汤健运中焦，中焦为气血生化之源。三七贯穿始终，活血化瘀，通络止痛。

4. 桂枝芍药知母汤

组成：桂枝四两，芍药三两，甘草二两（炙），麻黄二两，附子二两，白术四两，知母四两，防风四两，生姜五两。

用法：上九味，以水七升，煮取二升，温服七合，日三服。

功效：通阳行痹，祛湿止痛。

方义：桂枝治风，麻黄治寒，白术治湿，防风佐桂，附子佐麻黄、白术。其芍药、生姜、甘草亦和其营卫，如桂枝汤例也。知母治脚肿，引诸药祛邪益气力；附子行药势，为开痹大剂。（《金匮玉函经二注》）

条文：诸肢节疼痛，身体羸，脚肿如脱，头眩短气，温温欲吐，桂枝芍药知母汤主之。

临床运用：桂枝芍药知母汤应用于血栓闭塞性脉管炎、类风湿性脉管炎、变应性血管炎寒热兼杂证型患者。临床可见：肢体疼痛、肿胀，或有头晕、呕吐、口干、口渴等证，舌淡，苔薄白或薄黄，脉滑数。周围血管病，病久成瘀，病久体虚，病久阴寒内潜而虚火上炎，出现上热下寒情况。桂枝芍药知母汤具有清热、散寒、通络、补虚等作用，寒热一体，通补并存，是治疗周围血管病寒热错杂证型的好选择。

病案

患者，性别：女　年龄：60 岁

主诉：右小腿内侧溃烂肿痛 1 年。

现病史：患者有类风湿病史多年，长期服用甲泼尼龙控制病情。1 年前患者右小腿内侧出现肿痛不适，其后破溃，自行换药处理，迁延不愈。诊刻：患者神志清，精神疲倦，恶寒，右小腿内侧溃疡，周围皮肤发红、肿胀、疼痛、溃烂，头晕、口干、口苦，眠可，二便调。舌淡红，苔黄腻，脉弦滑。

中医诊断：臁疮（湿热瘀滞）。

西医诊断：①类风湿性脉管炎；②类风湿性关节炎。

处方：桂枝 20 g，白芍 20 g，知母 30 g，麻黄 5 g，熟附子 15 g，白术 20 g，茯苓 20 g，炙甘草 20 g，丹参 30 g，红参 15 g。水煎服，每日 1 剂，共 6 剂。

二诊：

患者溃疡缩小，红肿减退，疼痛明显，口干、口苦好转，舌淡红，苔黄，脉弦滑。

处方：桂枝 20 g，白芍 20 g，知母 30 g，麻黄 5 g，熟附子 20 g，白术 30 g，茯苓 15 g，炙甘草 20 g，丹参 30 g，红参 15 g，制川乌 10 g。水煎服，每日 1 剂，共 6 剂。

三诊：

患者溃疡明显缩小，周围皮肤无红肿，疼痛好转，舌淡红，苔黄，脉弦细。

处方：桂枝 20 g，白芍 20 g，知母 30 g，麻黄 5 g，熟附子 20 g，白术 30 g，茯苓 15 g，炙甘草 20 g，丹参 30 g，红参 15 g，制川乌 10 g，黄芪 30 g。煎服，每日 1 剂，共 15 剂。

按：患者既往有类风湿性关节炎病史，现侵犯血管，导致下肢慢性溃疡。四诊合参，患者年老体虚，虚实夹杂，寒热错杂，脉络瘀堵，予桂枝芍药知母汤寒热并调，加用红参大补元气，丹参活血化瘀通络止痛。二诊加用乌头，促散寒止痛。三诊加用黄芪，促进溃疡愈合。

二、附子类方

1. 麻黄附子细辛汤

组成：麻黄二两，附子一枚（炮去皮破八片），细辛二两。

用法：右三味，以水一斗，先煮麻黄减二升，去上沫，纳诸药，煮取三升，去滓，温服一升，日三服。

功效：温经散寒止痛。

方义：麻黄发太阳之汗，以解其在表之寒邪；附子温少阴之里，以补其命门之真阳；又以细辛之气温味辛，专走少阴者，以助其辛温发散，三者合用，补散兼施，虽微汗，无损于阳气矣，故为温经散寒之神剂云。（《伤寒溯源集》）

条文：少阴病始得之，反发热，脉沉者，麻黄附子细辛汤主之。

临床运用：麻黄附子细辛汤临床可用于雷诺综合征、血栓闭塞性脉管炎、下肢动脉硬化闭塞症患者疼痛一证。本方证之疼痛乃肾阳衰微，机体失于温煦，复感寒邪，寒邪束表，卫阳不固，气血运行不畅，血脉瘀堵所致。临床辨证中常见痛有定处，受寒加重，夜晚尤甚，喜暖、喜按，随气候变化，恶寒无汗，舌淡苔白，脉沉细或沉紧等症。

2. 附子汤

组成：附子二枚，茯苓三两，人参二两，白术四两，白芍三两。

用法：上五味，以水八升，煮取三升，去滓。温服一升，日三服。

功效：温经散寒，祛湿止痛。

条文：少阴病，身体痛，手足寒，关节痛，脉沉者，附子汤主之。

方义：气虚者，补之必以甘，气寒者，温之必以辛，甘辛合用。足以助正气而散阴邪，人参、白术、茯苓、附子是也，而病属阴经，故又须芍药以和阴气，且引附子入阴散寒，所谓乡导之兵也。（《伤寒贯珠集》）

临床运用：附子汤适用于治疗各种阴寒型周围血管病，如血栓闭塞症脉管炎、动脉硬化闭塞症、雷诺综合征、糖尿病足，若见手足冰冷、麻木疼痛，关节痛，舌淡暗苔白，脉沉或消失，可考虑使用此方。身体痛、关节痛，寒在阴也。手足寒、脉沉，病属阴也。脉沉者，阳气衰弱，升阳之气陷而不举矣。手足寒，阳气不能充达四肢所致。临床辨证中以手足冰凉、疼痛，脉沉细为要点，多见于年老体虚患者。如血栓闭塞性脉管炎患者，可见肢体恶寒尤甚，手指、足趾颜色苍白，潮红或青紫，恶寒身重，舌淡苔多白津，脉沉细或消失等症。

3. 真武汤

组成：茯苓三两，芍药三两，白术二两，生姜三两（切），附子一枚（炮去皮破八片）。

用法：上五味，以水八升，煮取三升，去滓。温服七合，日三服。

功效：温阳散寒、行气利水。

条文：少阴病，二三日不已，至四五日，腹痛，小便不利，四肢沉重疼痛，自下利者，此为有水气，其人或咳，或小便利，或下利，或呕者，真武汤主之。

临床运用：真武汤适用于治疗下肢深静脉血栓形成、下肢静脉功能不全，若见肢体肿胀明显，舌质淡胖有齿痕，苔白滑，脉沉细，可考虑使用此方。"血不利则为水"，《血证论》曰："血病不离乎水，水病不离乎血""血积既久，亦能化为痰水""须知痰水之壅皆由瘀血使然，但去瘀血，则痰水自消"。下肢静脉功能不全、下肢深静脉血栓形成，病因"血"而病"水"，治疗应立足于血与水的关系，治以温阳化气、活血利水，借阳和以助融运，以达"气行则血行，血行则水行"之效。真武汤为温阳利水之代表，"益火之源以消阴翳"，既能镇伏肾水，又能挽回阳气。临床运用多见于老年患者，把握肾阳衰微而下肢瘀堵和水气为患，如症见面色黧黑，舌质淡苔白，脉细滑，细辨证，随症加减，可收异病同治之效。

> **病案**

患者，性别：男　年龄：78 岁

就诊日期：2017 年 4 月 16 日。

主诉：跌倒后致左下肢肿痛 2 月余。

现病史：患者 2 月余前不慎跌倒后出现左下肢肿痛，当时未予重视。今患者自觉肿痛较前加重，左下肢粗大、肿胀，需家人搀扶方可行走，伴皮肤暗红，局部青筋怒张，活动后加重，痛有定处，纳可，寐安，二便调。查体左下肢广泛性粗肿，皮色暗红，皮温稍高，左下肢及左侧腹壁可见散在浅静脉扩张，左胫前呈凹陷性水肿。舌淡胖，苔白，有裂纹，脉沉滑。

辅助检查：静脉彩超示左侧髂外静脉、股总静脉、股深静脉、股浅静脉、大隐静脉根部血栓形成，左侧大隐静脉曲张，左小腿交通支增宽。凝血七项：D-二聚体 0.78 mg/L（FEU）。

中医诊断：股肿（阳虚血瘀）。

西医诊断：下肢深静脉血栓形成。

处方：附子 30 g，茯苓 30 g，白术 30 g，赤芍 15 g，干姜 10 g，益母草 50 g，黄芪 30 g，当归 15 g，丹参 30 g，蜈蚣 2 条，桂枝 10 g、桃仁 30 g。水煎服，每日 1 剂，共 7 剂。

二诊：2017 年 4 月 23 日。

服药后下肢肿胀好转，疼痛减轻，守方 2 周。

随访：服药 21 剂，患肢肿胀减退，活动自如。

按：本例患者年老阳气渐衰，加之瘀血日久，耗伤正气，加重阳气亏虚，血失温煦，推动乏力，加重瘀血停滞。血瘀水停为病之标，阳气亏虚为病之本。左下肢粗大、肿胀、青筋怒张，皆为血行不畅、脉络不通、营血回流受阻、水津泛溢肌肤之证。正如《诸病源候论》云："经脉闭塞故水溢于皮肤，而令水肿也。"其病在血分，病机关键为"血不利则为水"，治以温阳化气、活血利水，方由真武汤化裁而来。予真武汤温经扶阳，振奋阳气，使气得阳助而运行无端，寓有"大气一转，其气乃散"之意，阴凝得散。

4. 肾气丸

组成：地黄八两，薯蓣四两，山茱萸四两，泽泻三两，牡丹皮三两，茯苓三两，桂枝一两、附子一枚（炮）。

用法：右八味，末之，炼蜜和丸，如梧子大，酒下十五丸，渐加至二十五丸，日再服，白饮下亦可。

功效：温补肾气。

方义：方中地黄、山茱萸补益肾阴而摄精气；山药、茯苓健脾渗湿，泽泻泄肾中水邪；牡丹皮清肝胆相火；桂枝、附子温补命门真火。诸药合用，共成温补肾气之效。

条文：

虚劳腰痛，少腹拘急，小便不利者，八味肾气丸主之。

男子消渴，小便反多，以饮一升，小便一斗，肾气丸主之。

临床运用：肾气丸可用于治疗血栓闭塞性脉管炎、下肢动脉硬化闭塞症、糖尿病足、下肢静脉功能不全，偏肾气不足的患者。临床可见腰酸脚软，肢体畏寒，少腹拘急，小便不利或频数，舌质淡胖，尺脉沉细；或见痰饮喘咳，水肿脚气，消渴，久泄。临床中多见于老年患者，或有手淫史青年男性，临证中把握小便不利或频数为辨治要点。

病案

患者，性别：男　年龄：23 岁

就诊日期：2018 年 6 月 12 日。

主诉：左足趾溃疡疼痛 2 个月。

现病史：患者 2 个月前左足外伤后出现溃疡坏死，疼痛剧烈，红肿延及足背，当地医生予四妙勇安汤内服，现红肿减退，溃疡一直未能愈合。诊刻：患者左足 2 趾端溃疡，肉芽白，分泌物较多，怕冷明显，尿频急，易汗出，大便正常，胃纳可。舌淡，苔白，脉沉细。

中医诊断：脱疽（肾阳虚）。

西医诊断：血栓闭塞性脉管炎。

处方：生地 40 g，山药 20 g，山萸肉 20 g，丹皮 15 g，泽泻 15 g，茯苓 15 g，熟附子 15 g，桂枝 15 g，黄芪 60 g，当归 15 g。水煎服，每日 1 剂，共 7 剂。

二诊日期：2018 年 6 月 19 日。

患者足趾溃疡分泌物减少，肉芽淡红，疼痛减轻，夜间可入睡，尿频改善。舌淡红，苔白，脉沉细。

处方：生地 40 g，山药 20 g，山萸肉 20 g，丹皮 15 g，泽泻 15 g，茯苓 15 g，熟附子 15 g，桂枝 15 g，黄芪 90 g，当归 15 g。水煎服，每日 1 剂，共 14 剂。

三诊：

患者足趾溃疡缩小，肉芽鲜红，二便调。守方同前。

按：《外科正宗》曰："夫脱疽者，外腐而内坏也，此因平昔房术涩精，丹石补药消烁肾水，房劳过度，气竭精伤而成。手足乃五脏枝干，故凡患此者，多生于足。"此患者既往有手淫史，耗气伤精，前医以四妙勇安汤清热而未顾及肾气，故溃疡迁延不愈，且肉芽白，故予肾气丸加当归补血汤，顾护肾气，补气血，双管齐下。后期加大黄芪用量，促进溃疡愈合。

三、柴胡类方

1. 四逆散

组成：柴胡八两，芍药三两，枳实四枚（炙），甘草三两（炙）。

用法：右四味，以水一斗，煮取六升，去滓，再煎取三升，温服一升，日三服。

功效：疏肝理气。

方义：凡少阴病四逆，俱属阳气虚寒。然亦有阳气内郁不得外达而四逆者，又宜四逆散主之。枳实形圆臭香，胃家之宣品也，所以宣通胃络，芍药疏泄经络之血脉，甘草调中，柴胡启达阳气于外行，阳气通而四肢温矣。（《伤寒论直解》）

条文：少阴病，四逆，其人或咳，或悸，或小便不利，或腹中痛，或泄利下重者，四逆散主之。

临床运用：四逆散常用于血栓闭塞性脉管炎、下肢动脉硬化闭塞症、雷诺综合征初期、下肢静脉曲张。一切有形邪气包括水、湿、痰、疲、滞、食、毒等都可阻滞经脉，导致阴阳气不相顺接而出现肢体厥冷。四逆散用于下肢慢性缺血性疾病，适用于肝气郁结，气机郁滞，阳气被阻遏而致手足逆冷者。临证把握要点，四肢厥冷，胸胁苦满，或腹痛，或下利，舌淡红，苔薄黄，脉弦涩。此类患者，乃阳气内郁，不能外达四肢而出现手足厥冷，疏肝理气，气机调达，阳气外达肢体而厥冷自除。

四逆散用于筋瘤，《灵枢·刺节真邪》指出"筋瘤"病因是"邪气居其间而不反"，病机为"随气凝滞""有所结，气归之"，治疗当以疏肝解郁。四逆散治疗此类病多见于下肢胀满，伴有胸胁胀闷情况。

2. 柴胡加龙骨牡蛎汤

组成：柴胡四两，龙骨一两半，黄芩一两半，生姜一两半，人参一两半，桂枝一两半（去皮），茯苓一两半，半夏二合半，大黄二两，牡蛎一两半，大枣六枚（劈），铅丹一两半。

用法：右十二味，以水八升，煮取四升，纳大黄切如棋子，更煮一二沸，去滓，温服一升，日三服，夜一服。

功效：和解清热，镇惊安神。

方义：方中柴胡、桂枝、黄芩和里解外，以治寒热往来、身重；龙骨、牡蛎、铅丹重镇安神，以治烦躁惊狂；半夏、生姜和胃降逆；大黄泻里热，和胃气；茯苓安心神，利小便；人参、大枣益气养营，扶正祛邪。共成和解清热，镇惊安神之功。

条文：伤寒八九日，下之，胸满烦惊，小便不利，谵语，一身尽重，不可转侧，柴胡加龙骨牡蛎汤主之。

临床运用：柴胡加龙骨牡蛎汤常用于下肢缺血患者血管介入术后的再灌注损伤，临床出现发热或无发热、精神烦躁或狂躁不安、恶心欲呕等症状。介入术后再灌注乃特殊邪气，循经脉运行，弥漫全身，损伤正气。邪毒入心、脑，则现烦躁、谵语等神志类症状，入脾胃则恶心欲吐。病机虚实夹杂，表里俱病。治疗当以和解少阳枢机，清六腑热，重镇安神，兼顾护脾胃。临床中铅丹有毒少用，可予代赭石代替。

3. 小柴胡汤

组成：柴胡半斤，黄芩三两，人参三两，甘草三两（炙），大枣十二枚，半夏半升。

用法：右七味，以水一斗二升，煮取六升，去滓，再煎取三升，温服一升，日三服。

功效：和解少阳。

方义：柴胡清透少阳半表之邪，从外而解为君；黄芩清泄少阳半里之热为臣；人参、甘草益气扶正，半夏降逆和中为佐；生姜助半夏和胃，大枣助参、草益气，姜、枣合用，又可调和营卫为使。诸药合用，共奏和解少阳之功。

条文：

伤寒五六日，中风，往来寒热，胸胁苦满，默默不欲饮食，心烦喜呕，或胸中烦而不呕，或渴，或腹中痛，或胁下痞硬，或心下悸，小便不利，或不渴，身有微热，或咳者，与小柴胡汤主之。

血弱气尽，腠理开，邪气因入，与正气相搏，结于胁下，正邪分争，往来寒热，休作有时，默默不欲饮食。藏府相连，其痛必下，邪高痛下，故使呕也。小柴胡汤主之。

伤寒四五日，身热恶风，颈项强，胁下满，手足温而渴者，小柴胡汤主之。

伤寒，阳脉涩，阴脉弦，法当腹中急痛者，先与小建中汤；不差者，与小柴胡汤主之。

临床运用：小柴胡汤临床应用非常广泛，在周围血管病中常用于下肢血管介入术后再灌注引发的发热，或下肢淋巴管炎、下肢静脉炎。临床多见低热，口苦，默默不欲饮食，胸胁苦满，下肢肿胀，舌淡，苔薄黄，脉弦。小柴胡汤是和解少阳代表方，介入术后发热往往是体内毒素吸收所致，禁汗、禁泻、禁吐，宜采用"和"法，首选小柴胡汤。如合并恶风，鼻流清涕，脉浮等太阳病症状，可予柴胡桂枝汤，太少双解，其热自退。小柴胡汤应用于下肢淋巴管炎、下肢静脉炎，主要以小腿外侧少阳经循行位置红肿热痛为主，此乃邪入少阳，枢机不利，胆火内郁所致，予小柴胡汤，和解少阳，枢机通畅，上下升降恢复，气机一复，其病乃去。

病案

患者，性别：女　年龄：92 岁

主诉：左足趾溃疡疼痛 2 个月，介入术后发热 2 天。

现病史：患者 2 个月前外伤后出现左足溃疡疼痛，住院后行左下肢动脉经皮血管腔内血管成形术（percutaneous transluminal angioplasty，PTA）+ 支架植入术，术后两天出现发热，最高体温 38.5 ℃，以下午发热为主，精神疲倦，周身疼痛，无恶寒，无汗，口苦，不欲饮食，二便调。舌淡红，苔薄黄，脉弦细。

中医诊断：脱疽（气虚血瘀）。

西医诊断：下肢动脉硬化闭塞症。

处方：柴胡 40 g，黄芩 15 g，法半夏 15 g，党参 15 g，麻黄 10 g，杏仁 10 g，薏苡仁 15 g，炙甘草 15 g，生姜 15 g，大枣 15 g。水煎服，每日 1 剂，共 3 剂。

患者服药 2 剂后热退，疼痛若失。

按："伤寒五六日，中风，往来寒热，胸胁苦满，默默不欲饮食，心烦喜呕……小柴胡汤主之。""病者一身尽痛，日晡所剧者……可与麻杏苡甘汤"，患者介入术后发热，考虑毒素吸收所致，下午发热，周身疼痛，予小柴胡汤合麻杏苡甘汤。药后热退，疼痛消失。

四、白虎类方

1. 竹叶石膏汤

组成：竹叶两把，粳米半升，半夏半升（洗），石膏一斤，人参三两，麦门冬一升，甘草二两（炙）。

用法：右七味，以水一斗，先煮六味，取六升，去滓，纳粳米，煮取米熟，汤成，温服一升，日三服。

功效：清热生津，益气和胃。

方义：方中竹叶、石膏清热除烦为君；人参、麦冬益气养阴为臣；半夏降逆止呕为佐；甘草、粳米调养胃气为使。诸药合用，使热祛烦除，气复津生，胃气调和，诸证自愈。

条文：伤暑肺先受之，肺为气府，暑伤元气，寸口脉弱，口渴，汗出，神昏，气短，竹叶石膏汤主之。

临床运用：竹叶石膏汤常用于糖尿病足、下肢动脉硬化闭塞症溃疡清创术后发热等情况。临床症见下肢溃疡，肉芽暗红，发热或无发热，多汗，烦渴，或虚烦不得眠，舌红少苔，脉虚而数。多用于老年气阴两伤患者。如糖尿病足气阴两伤，热盛而肉腐，糖足清创损伤经脉，耗气伤阴，若术后出现发热，可重用石膏，清热以生津，内热除而津液复。

2. 白虎汤

组成：知母六两，石膏一斤，甘草二两（炙），粳米六合。

用法：右四味，以水一斗，煮米熟，汤成去滓，温服一升，日三服。

功效：清热生津。

方义：烦出于肺，燥出于肾，石膏清肺而泻胃火，知母清肺而泻肾火，甘草和中而泻心脾之火，或泻其子，或泻其母，不专治阳明气分热也。（《医方集解》）

条文：

伤寒脉滑而厥者，里有热也，白虎汤主之。

传阳明，脉大而数，发热，汗出，口渴舌燥，宜白虎汤，不差，与承气汤。

临床运用：白虎汤应用于脱疽病里热盛患者。临床症见：四肢厥冷，皮色苍白，口干多饮，烦躁，舌红，少苔，脉滑。邪热深伏，阻遏阳气不达四肢，阴阳气不相顺接，则手足厥冷。虽然四肢厥冷，但其人见烦渴饮冷，汗出，反恶热不恶寒。"恶热喜寒"，本质是真热假寒之证。滑脉主阳，脉滑而厥，说明阳热盛，其治当清，治以白虎汤。清热生津，阴阳和，则厥逆自解。在临床中，有长期吸烟史的青壮年患者，在溃疡初期实证阶段，可多见此情况。

病案

患者，性别：男　年龄：35 岁

就诊日期：2018 年 7 月 24 日。

主诉：双下肢冷感疼痛 1 个月。

现病史：1 个月前患者熬夜加班后出现双下肢发冷，其后开始出现疼痛，至当地医院查血管彩超提示：下肢动脉局部狭窄，血流缓慢。予前列地尔注射液、丹参川芎嗪注射液静滴，效果不佳。诊刻：双下肢皮温凉，无明显怕冷，口干口苦，喜冷饮，易汗出，胸闷，偶有胸痛，纳可，小便黄，大便硬结。舌红，苔干黄，脉弦滑。

中医诊断：脱疽（热毒证）。

西医诊断：血栓闭塞性脉管炎。

处方：石膏 50 g，知母 20 g，炙甘草 15 g，丹参 30 g，砂仁 10 g（后下），檀香 10 g（后下），大米 1 握（自备）。水煎服，每日 1 剂，共 7 剂。

二诊：2018 年 7 月 31 日。

患者服药后症状明显好转，胸闷改善，下肢冷感好转，疼痛减轻，大便通畅。舌淡红，苔黄，脉滑。

处方：石膏 50 g，知母 20 g，炙甘草 15 g，丹参 30 g，砂仁 10 g（后下），檀香 10 g（后下），大米 1 握（自备）。水煎服，每日 1 剂，共 7 剂。

三诊：2018 年 8 月 8 日。

患者下肢无疼痛，皮温稍凉，无胸闷胸痛，二便调。舌淡，苔薄黄，脉滑。

当归 15 g，白芍 15 g，川芎 15 g，熟地 15 g，党参 15 g，白术 15 g，茯苓 15 g，炙甘草 15 g。水煎服，每日 1 剂，共 14 剂。

按：此患者属血栓闭塞性脉管炎热证情况，热盛于内而厥寒于外，治疗当清里热为主，故一味地活血改善循环效果不佳。患者合并有胸闷胸痛情况，选用白虎汤合丹参饮。二诊后患者症状好转，里热已清，故三诊选用八珍汤善后。临床应用白虎汤类方当中病即止，避免清热过度伤脾胃。

五、其他类方

1. 五苓散

组成：猪苓十八铢（去皮），泽泻一两六铢，白术十八铢，茯苓十八铢、桂枝半两。

用法：右五味，为散，更于臼中杵之，白饮和方寸匕服之，日三服，多饮暖水，汗出愈，发黄者，加茵陈蒿十分。

功效：利水渗湿，温阳化气。

方义：方中猪苓、茯苓、泽泻淡渗利湿，白术健脾燥湿，桂枝解表化气。五药相配，使水行气化，表解脾健，则蓄水、痰饮所致诸证自除。

条文：

中风发热，六七日不解而烦，有表里证，渴欲饮水，水入则吐者，名曰水逆。五苓散主之。

太阳病，发汗已，脉浮数，烦渴者，五苓散主之。

伤寒汗出而渴，小便不利者，五苓散主之。

临床运用：五苓散可常用于下肢静脉功能不全水肿，如口渴、小便不利、虚烦，舌淡，有齿痕，苔薄白或薄黄脉浮数。《伤寒杂病论》提出了"腰以下肿，当利小便，腰以上肿，当发汗乃愈"的治疗原则。下肢静脉功能不全与单纯水肿病不同，在利水渗湿同时，它强调气化功能的思路。

2. 防己黄芪汤

组成：防己一两，甘草五钱（炙），白术七钱半，黄芪一两。

用法：右四味，剉如麻豆大，每抄五钱匕，生姜四片，大枣一枚，水一升半，煮取八合，去滓，温服；服后当如虫行皮中，从腰下如冰，后坐被上，又以一被绕腰下，温令有微汗差。

功效：补气固表祛湿。

方义：方中以防己、黄芪共为君药，防己祛风行水，黄芪益气固表，兼可利水，两者相合，祛风除湿而不伤正，益气固表而不恋邪，使风湿俱去，表虚得固。臣以白术补气健脾祛湿，既助防己祛湿行水之功，又增黄芪益气固表之力。佐入姜、枣调和营卫。甘草和中，兼可调和诸药，是为佐使之用。

条文：风湿，脉浮，身重，汗出，恶风者，防己黄芪汤主之。

临床运用：防己黄芪汤可常用于下肢静脉功能不全、下肢深静脉血栓形成导致的肢体肿胀，临床多见有下肢肿胀，身重、汗出恶风情况，舌淡，苔薄白或薄黄脉浮细。黄芪，既能固表，又能益气利水；黄芪通过健脾，使脾气旺盛，达到培土以制水的功效，防止肾水上泛。临床多与五苓散合方使用。

病案

患者，性别：女　年龄：53 岁

就诊日期：2018 年 10 月 10 日。

主诉：左小腿溃疡疼痛 2 个月。

现病史：2 个月前开始出现左小腿溃疡，周围肿胀明显，疼痛明显。诊刻：左下肢静脉曲张，中度肿胀，酸胀乏力，左小腿 3 个溃疡，疼痛明显，眼下微肿，耳鸣，无发热恶寒，无关节疼痛、无胸闷心悸等不适，胃纳可，眠差，小便频急，大便正常。舌淡红，苔腻，脉滑数。

中医诊断：臁疮（脾虚湿阻）。

西医诊断：下肢静脉曲张伴有溃疡。

处方：茯苓 30 g，桂枝 10 g，泽泻 15 g，猪苓 10 g，白术 20 g，防己 15 g，黄芪 20 g，生姜 15 g。水煎服，每日 1 剂，共 5 剂。

局部外敷生肌膏。蚕食法换药。

二诊：2018 年 10 月 16 日。

左下肢肿胀好转，乏力症状改善，溃疡好转，无耳鸣，胃纳可，眠差，二便调。舌淡红，苔腻，脉滑数。

处方：茯苓 30 g，桂枝 10 g，泽泻 15 g，猪苓 10 g，白术 20 g，防己 15 g，黄芪 20 g，生姜 15 g。水煎服，每日 1 剂，共 5 剂。

局部外敷生肌膏。蚕食法换药。

三诊：2018 年 10 月 23 日。

左下肢肿胀减退，溃疡明显好转，胃纳可，眠差，二便调。舌淡红，苔腻，脉滑数。

处方：茯苓 30 g，桂枝 10 g，泽泻 15 g，猪苓 10 g，白术 20 g，黄芪 50 g。

水煎服，每日1剂，共5剂。

局部外敷生肌膏。蚕食法换药。

按：患者下肢静脉性水肿，属于阴水范畴，"当以温药和之"，方用五苓散取其气化利水功效，防己黄芪汤固表祛湿。三诊时患者水肿减退，予五苓散加黄芪，起到利水渗湿、健脾敛疮效果。

3. 猪苓汤

组成：猪苓一两（去皮），茯苓一两（去皮），阿胶一两，泽泻一两，滑石一两。

用法：右五味，以水四升，先煮四物，取二升，去滓，纳胶烊尽，温服七合，日三服。

功效：养阴清热利水。

方义：猪苓、茯苓，皆为渗淡之品，而猪苓生于枫下，得枫根阴柔之气，以其性善化阳，以治因热小便不利者尤宜，故用之为主药。用泽泻者，因其能化水气上升以止渴，而后下降以利小便也。用滑石者，因其性可代石膏，以清阳明之实热，又能引其热自小便出也。用阿胶者，因太阳之府原与少阴相连，恐诸利水之药或有损于少阴，故加阿胶大滋真阴之品，以助少阴之气化也。（《医学衷中参西录》）

条文：阳明病，脉浮，发热，渴欲饮水，小便不利者，猪苓汤主之。

临床运用：猪苓汤可常用于下肢静脉功能不全伴有静脉炎症的情况，临床常见为下肢足靴区湿疹样改变，渗液，口干欲饮，或有小便不利，舌红干，苔少，脉细数。下肢静脉功能不全伴有静脉炎症，以湿热下注型多见，病程日久，同时兼有伤阴情况，猪苓汤中阿胶、滑石并用，养阴清热利湿直达病机。

病案

患者，性别：女　年龄：65岁

就诊日期：2018年05月04日。

主诉：反复左内踝皮疹瘙痒2年。

现病史：患者有下肢静脉曲张病史30年，2年前开始出现左内踝区湿疹样改变，反复发作，多处求医治疗。诊刻：左下肢静脉曲张，内踝区湿疹样改变，渗液多，周围皮肤泛红，瘙痒明显，局部皮肤破损，口干，烦躁，手足心热，二便调。舌红，少苔，脉弦涩。

中医诊断：臁疮（湿热伤阴）。

西医诊断：下肢静脉功能不全C4期。

处方：猪苓15g，泽泻15g，茯苓15g，滑石20g，阿胶10g（烊化），苦参15g，白鲜皮15g。水煎服，每日1剂，共5剂。

二诊：2018 年 05 月 10 日。

患者皮肤瘙痒明显好转，渗液减少，口干，无烦躁，二便调。舌红，苔薄白，脉弦涩。

守方：猪苓 15 g，泽泻 15 g，茯苓 15 g，滑石 20 g，阿胶 10 g（烊化），苦参 15 g，白鲜皮 15 g。水煎服，每日 1 剂，共 5 剂。

三诊：2018 年 05 月 20 日。

患者下肢湿疹消失，无渗液，诉下肢久站后酸胀明显，舌淡红，苔薄白，脉滑。

处方：猪苓 15 g，泽泻 15 g，茯苓 15 g，滑石 15 g，阿胶 10 g（烊化），黄芪 15 g。水煎服，每日 1 剂，共 5 剂。

按：此患者下肢皮肤瘙痒，湿热下注，由于病程日久，已伤阴分，选用猪苓汤养阴清热利湿，同时加用苦参、白鲜皮燥湿止痒。三诊患者症状好转，予黄芪益气升阳。

（黄春发）

第三节　脉管炎中医经验用药杂谈

一、浅谈虫类药物的妙用

虫类药物是我国传统中医药学宝库的重要组成部分，历代医药学家在运用虫类药物治疗疾病的斗争中，积累了丰富而又宝贵的经验。

虫类药物的使用有着悠久的历史，早在《神农本草经》就已有记载，其列举了如全蝎、地龙、水蛭、僵蚕、蜈蚣等 37 味虫类药物，是最早记录虫类药物的本草专著。而在临床上使用虫类药物治疗疾病以《伤寒杂病论》的记载为最早，如抵当汤、抵当丸中用水蛭、虻虫；鳖甲煎丸中使用蜣螂、䗪虫等。唐《备急千金要方》《外台秘要》更广泛应用于内、外、妇、儿各科，所用品类除沿袭了仲景所用者外，尚有蛴螬、蜈蚣、蛴螬、斑蝥、蜂房等。清代杨栗山、叶天士、王孟英均是运用虫类药治病的大医，给后世留下了不少宝贵的临床经验。近现代善用虫类药者，更有张锡纯、章次公、朱良春等名医，临床治验累累，且总结了许多关于虫类药物应用的专著，如《虫类药的应用》等。

新中国成立以来，党和政府对虫类药物的运用十分重视，官方编写历版《中华人民共和国药典》均收载虫类药与其效方，如 2000 年版《中华人民共和国药典》载有白花蛇、全蝎、蜈蚣、地龙等虫药及其效方。

改革开放后，随着虫药与其效方研究应用的兴起，在研究中采取了诸如"化害为益""变废为宝""化虫为药""医药结合""多学科结合"的方法与途径，取得了新进展、新成果，如研究应用全蝎、䗪虫、地牯牛等治疗心血管疾病，水蛭、地龙、海蛇等治疗脑血管疾病，蜣螂、蟾酥、蛇毒等治疗癌症，从而受到国内外医药界的重视。

严格来说虫类药隶属于祖国动物药范畴，但传统虫类药不只是包括昆虫药物，朱良春老中医在《虫类药的应用》中记载："虫"在古代是动物的总称，虫类药是指小型动物类药物，不局限于生物学概念专指昆虫类的含义。传统中医的虫类药物取药范围广泛，可包括昆虫类、蛛目类、蛙类、蚌类、蛇类和蜥蜴类等，药用部位有全身、内脏、肌肉、骨骼、皮、鳞、甲、壳、卵、分泌物等，临床广泛用于内、外、妇、儿、五官等科病证。

虫类药的医疗作用是多方面的，可随配伍之不同而异。朱良春老中医曾归纳总结虫类药物的作用为：①攻坚破积；②活血祛瘀；③熄风定痉；④宣风泄热；⑤搜风解毒；⑥行气和血；⑦壮阳益肾；⑧消痈散肿；⑨收敛生肌；⑩补益培本。

大部分虫类药都有两种或两种以上的作用，但又各有其特殊的治疗效果。

叶天士对虫类药的作用提出："无血者走气，有血者走血；飞者升，走者降"。虽非定法，但可作为临床选药参考。如䗪虫、蜣螂有通络行气、止痛、续筋骨之功，又擅活血化瘀，攻坚破积。蜈蚣、全蝎能解毒消痈、消痰散结，但以熄风定痉为著。斑蝥、芫菁、红娘子、水蛭、虻虫、守宫、蛇蜕、蜣螂、蚕砂等药，均有攻坚破积，活血化瘀之功，然斑蝥，芫菁、红娘子药性峻烈，较少用于内服，外用亦能引起局部起泡或吸收中毒，应用时需注意分量或加用缓冲剂。水蛭、虻虫亦甚峻烈，内服多做丸散以缓其性。守宫长于治淋巴结核、慢性关节炎。蜣螂长于通利二便，并治膈气吐食、痹痛，闭经。䗪虫善通积瘀，可治肌腱撕裂、骨折破碎，对肝硬化、脾肿大、热病舌肿发硬、吞咽困难亦有效。蛇蜕长于舒筋活络、熄风、杀虫解毒、消痈。蚕砂对下焦兼有湿热者甚佳，但用量宜多。熄风定痉以蜈蚣最优，其次为全蝎、蜥蜴、螳螂、蝗虫、蜂、蝉衣、蜂房、蛇蜕。消痈解毒依次以斑蝥、蟾蜍、青蒿蠹虫、蝼蛄、蜘蛛、蜗牛、蜚蠊、鼠妇、蜈蚣、全蝎、桑蠹虫、蛇胆、蜂房、地龙、僵蚕等为优。在应用上，气郁者多选用九香虫、蜣螂、全蝎、僵蚕、蝉蜕、蜚蠊。痰湿阻滞多选用全蝎、僵蚕、蜂房、蛇蜕、蜈蚣、蜣螂、守宫、蚕砂、蜘蛛、蛞蝓、蛴螬、蝼蛄、蟋蟀、鱼虱等。瘀血凝滞常选用斑蝥、芫菁、红娘子、水蛭、虻虫、䗪虫、全蝎、蚕砂、地龙、蜂房、蜣螂、鼠妇、守宫、僵蚕、蜘蛛、蜈蚣等。出血性疾病常选用五倍子、晚蚕砂、冬虫夏草、地龙、蜂房、蜘蛛、桑螵蛸、紫胶、蚂蚁窠等。

在临床应用中要把握虫类药物剂量与效能之间的关系。使用的剂量不同，其作用也就有所差异，甚至大不相同。部分虫类药物如全蝎、蜈蚣、乌梢蛇、蜣螂等，使用剂量较小时有兴奋强壮作用，剂量增大时，反而有着镇静抑制作用，达到一定量时都有镇痉、镇静、镇痛的作用。

虫类药的临床应用，除应注意各药的特性以发挥其专长外，还必须掌握虫类药使用剂量与配伍处方组成的关系，更需掌握辨证论治的原则。新病属实无虚者，虫类药可单用，或与二、三味药同用。对久病虚实并存者，可先攻其实，用虫类药为主；后补其虚，虫类药与扶正药并用。久病正虚明显，不扶正不足以祛邪时，以扶正药为主，虫类药攻邪仅作辅助。若实证病变继发于气滞、痰凝、湿阻时，则宜分别针对病因选药，虫类药亦仅用于辅佐。如用小剂量虫类药配于补药之中，则往往有利于麻痹痿瘫之恢复，如补阳还五汤治疗中风后虚痿之疾。熄风搜风之虫类药，如全蝎、乌梢蛇等，其性多燥，宜配伍养血滋阴之品，与地黄或石斛同用，方无伤阴之虞，更合"治风先治血"的宗旨，易见奇效。又如水蛭等攻坚之虫类药，性味多为咸寒，应伍以辛温活血和络之品，如当归、桂枝等，这样才能制其偏而增强疗效。

虫类药的使用除了应注意处方配伍外，服用方法更应考究清楚，不同用法严格控制用量，减少毒性反应，保证疗效。对新病实症多以散剂、汤剂为主，久病络实症以散剂、膏剂为主，久病虚者则以丸剂为主。如水蛭、虻虫等峻烈的药，常作丸剂服用。除狂犬病外，斑蝥一般不作内服药，如需入散剂和汤剂每次不可超过3只。全蝎入汤剂，常用4~10克，除个别患者头面有蚁行感外，未见严重副作用。蜈蚣每次用1~2条，每日2~4条，久服者应减量，否则可致身痒、头昏、欲呕等。蛴螂大者每次用1~3只，小者可用4~5只，一般不作汤剂，以烤干研末冲服为宜。蟋蟀、蝼蛄作煎剂可用至三、四只，作散剂每次1只即可，久用亦可发疹、发痒，需减量或停服。䗪虫每次可用6~15克。守宫作散剂每次用1~2克。蜚蠊作煎剂可用8~15只，若治毒蛇咬伤中毒危重者可用至30只。其他虫类药剂量、剂型，一般按药典规定应用即可。外用药一般视局部大小而定（除斑蝥等剧毒药外）。

我们除了要严格掌握虫类药物本身的性味，了解剂量、用法之外，更应知晓虫类药物炮制知识。在炮制方面，虫类药习惯多在炙焙后应用，意在减弱其毒性，如斑蝥若需内服可先用江米炒制，但少部分药物不适合炮制，如水蛭炙后则其效大减，这一点必须注意。虫类药物在临床上使用的部位亦有讲究，大部分虫类药如蜈蚣、全蝎、土鳖虫等使用的是虫类全体，不必去其头、足、翅，如去之反损药效。但用蝼蛄通利二便时，则又应去其头足翅，否则反能涩二便。

虫类药物是中国传统医药宝库中不可或缺的部分，且虫类药物作为动物药的范畴，其效果比植物药物疗效更迅捷，但是只有充分掌握虫类药物的特性，掌握辨证组方，才能提高疗效，才能更快、更好地解除疾病。

（张锦生）

二、使用大剂量黄芪治疗脉管炎不愈合溃疡

血栓闭塞性脉管炎（以下简称脉管炎）是周围血管疾病中的常见疾病，在中医属于"脱疽"范畴，又名脱痈、脱骨疽、蛀节疔、敦疽。是指以肢体末端紫黑溃烂甚至坏死，趾（指）关节脱落为主要特征的疾病。患此病者痛苦万分，哀号日夜不息，肢体坏死脱落后形成的溃疡，久久不愈，形成"久败疮"，更有甚者坏死扩大致残致死。

笔者经长期临床实践，结合前贤名家治验心得，认为本病引起的长期溃疡不愈合以"正虚"为病理基础，以血脉瘀滞为病机关键，在临床上以大剂量黄芪为君药，辨证施治于脉管炎肢体不愈溃疡患者，疗效显著。现总结心得如下。

本病最早记录见于《灵枢·痈疽篇》："发于足指，名曰脱痈。其状赤黑，死不治。不赤黑，不死。不衰，急斩之，不则死矣。""脱痈"即为后世所说的"脱疽"。而"脱疽"之名首载于《刘涓子鬼遗方》："发于足指，名曰脱疽，

其状赤黑,不死;治之不衰,急斩之;治不去,必死矣。"此后,脱疽之名一直被沿用。

关于本病的病因,前贤名家的著作描述甚丰,如《外科正宗·脱疽》云:"夫脱疽者,外腐而内坏也。此因平素厚味膏粱熏蒸脏腑,丹石补药消烁肾水,房劳过度气竭精伤。"笔者总结认为脱疽病因不外有五:一者谓"膏粱之变,足生大丁";二者,房事不节,伤及肾之阴阳,阳虚则不能温煦肢体,阴虚则不能滋养骨肉,故肢体发凉、麻木不仁;三者,外寒刺激致血脉凝涩不行;四者,跌扑金疮,损伤筋肉血脉,发为肉溃筋伤骨枯之证;五者,情志内伤致气滞血瘀。

在病机方面,古代医家除了认识到"血脉瘀滞"为脱疽的病机关键,同时更注意到"正虚"为本病病理基础。如《洞天奥旨·手足指疮》云:"脱疽之生,正四余之末气血不能周到也,非虚何为?大补气血,益之泻毒之品,往往奏功如响。"又如《诸病源候论·四肢逆冷候》云:"虚劳则气血衰损,不能温其四肢,故四肢逆冷也。"充分说明身体气血虚弱、阳气不足、寒凝脉络、四肢失于温养是形成本病的重要机制。

而脱疽肢体溃破之后迁延不愈,兼之溃烂处时时疼痛,患者难以得到休息,久病伤阴、伤气之"正","正"伤无力温煦不荣之肢体,溃疡亦不愈,两者循环影响使病情继续加重,重者肢体截肢。欲治之,非补气养血、活血通脉不可。

黄芪自古便是疮家圣药,最早记载于《神农本草经》:"味甘,微温。主治痈疽,久败疮排脓止痛,大风癞疾,五痔,鼠瘘,补虚,小儿百病。"而《药鉴》中记载黄芪"其用有四:温分肉而实腠理,益元气而补三焦,内托阴症之疮痍,外固表虚之盗汗。如痈疽已溃者多用,从里托毒而出。又能生肌收口,补表故也。"

在使用黄芪配合活血通络辨证论治疮疡难愈的医家中,本人认为张锡纯的《医学衷中参西录》论之最详:"从来治外科者,于疮疡破后不能化脓生肌者,不用八珍即用十全大补。不知此等药,若遇阳分素虚之人服之犹可,若非阳分素虚或兼有虚热者,连服数剂有不满闷烦热、饮食顿减者乎?夫人之后天,赖水谷以生气血,赖气血以生肌肉,此自然之理也。……如此方重用黄芪,补气分以生肌肉,有丹参以开通之,则补而不滞,有花粉、芍药以凉润之,则补而不热,又有乳香、没药、甘草化腐解毒,赞助黄芪以成生肌肉之功,况甘草与芍药并用,甘苦化合,味同人参,能双补气血,则生肌之功愈速也。……至黄芪必用生者,因生用则补中有宣通之力,若炙之则一於温补,固于疮家不宜也。"其强调治疗疮疡难愈,不用炙黄芪而选用生黄芪,以其能"生用则补中有宣通之力",而不用炙黄芪的"温补",因疮疡乃"热盛而肉腐",用"温补"恐助火热之邪。

临床使用黄芪治疗长期不愈合的脉管炎溃疡患者，用量决定疗效，常规用量难以显效，往往需使用大剂量的黄芪以起"重剂起沉疴"作用。既往文献记载：程洪祥治冯某左肘前臂深部脓肿溃烂半月案，用补中益气汤加减，黄芪重用至100克。现代中医外科名家赵炳南先生有黄芪膏一方，用黄芪浓煎成膏，加入等量蜂蜜，混均匀后备用。

笔者在临床上使用黄芪治疗脉管炎不愈溃疡，常用量在 60～250 克之间，根据患者正虚轻重程度和病程长短的不同辨证使用，如患者既往较羸弱、病程较长，着手即用120克为起始量，如患者既往身强体壮、病程较短，则用60克为起始量。用大剂量的黄芪大补脾胃之气，使气旺以促血行，祛瘀通络而不伤正。往往在临床使用时佐以陈皮以防壅滞。针对脉管炎血脉瘀滞的病机，在使用大剂量黄芪补虚通络的同时，常加入水蛭、蜈蚣、全蝎等活血通络的虫类药物，或者加入鸡血藤、雷公藤、穿破石等药物以加强祛瘀通络之效。

临床使用时除根据患者病程及羸弱程度辨证使用不同剂量的黄芪治疗之外，更应该把握黄芪用量的度，大多数患者在辨证使用大剂量黄芪治疗后自感精神、食欲、体力有明显的好转，肢体皮温及颜色逐渐好转，溃疡逐渐分界，肉芽组织开始生长并且色泽红润，坏死组织液化脱落时间缩短，疼痛感减轻甚至消失，此时如患者无不适表现，可维持黄芪的用量或者稍加大黄芪的用量，总的以患者无不适为度。一般辨证准确、把握好起始用量，患者无特殊不适表现。少数患者出现大便次数增多一到两次，大便性状呈软烂便，此时稍减黄芪用量或加入常规剂量的白术即可缓解。如患者出现腹泻，则要注意患者有无脾虚不运、虚不受补的情况，并酌情减少黄芪用量，或者减少汤剂服用次数，一般不需要特殊处理。

病案

患者，性别：男　年龄：36 岁

主诉：右第一趾反复溃烂疼痛4年，右第二趾溃疡1个月，于2020年2月28日住院。

现病史：入院时患者神清，精神一般，无发热、恶寒，无头痛、头晕，纳可，睡眠差，大小便正常。右足第一趾截趾术后残端溃疡，大小约 5 cm×5 cm，坏死组织黏附，见跖骨外露，分界不清，少量脓性分泌物，局部不红，稍肿。右第二趾发黑坏死，无渗液、渗血，分界不清，压痛。双足背动脉搏动消失。舌质红，苔薄白、脉沉细涩。

中医诊断：脱疽（气虚血瘀）。

西医诊断：血栓闭塞性脉管炎。

辨证论治：据四诊合参，本病当属祖国医学"脱疽"范畴，证属"气虚血瘀型"。缘患者正气不足，不能温养四肢，复受寒湿之邪，则气血凝滞、经络阻塞，不通则痛，瘀久肌肤失养，而见肢端坏死；阳气不能外达，故见凉感。本证由正气虚损无以温养肢体，气虚无以运化血脉致瘀，瘀而化热，瘀阻营血，热腐肌肉所致，治疗以补气养血、清热解毒、活血止痛为主。拟以四妙勇安汤加减。

处方：当归50 g，黄芪60 g，玄参50 g，水蛭10 g，蜈蚣2 g，金银花60 g，山药30 g，丹参30 g，乳香15 g，没药15 g，陈皮20 g，甘草片20 g，肉桂10 g，川牛膝50 g。

选用黄芪补气、温分肉，金银花清热解毒，故一起重用为主药。当归补血、活血，升参泻火解毒，共为臣药，协同君药补气养血，清解瘀热。兼用丹参活血通络，乳香、没药活血止痛，水蛭、蜈蚣活血通络，肉桂温养下焦之元阳，山药、陈皮防伤脾胃，甘草清解百毒，配金银花以加强清热解毒之力，共为佐使。诸药合用，既能补气养血，清热解毒，又能活血散瘀。方中黄芪起始用量为60克，后逐渐增加至150克患者仍无不适，守原方不变治疗。外治以消炎生肌膏外敷祛腐生肌，经3个月内外治疗后，患者一般情况良好，无间歇性跛行，右足趾无疼痛不适，右足第一、第二趾溃疡上皮组织爬生覆盖，愈合良好，无红肿，左足背动脉搏动消失。

（张锦生）

参考文献

［1］邵梅，陆启滨. 当归治疗痛经的实验和临床研究进展［J］. 中医药学刊，2006，24（1）：104－106.

［2］宗晓菲. 红花中黄酮类化合物的分离、提取及抗炎和抗氧化活性研究［D］. 吉林：长春师范大学，2013.

［3］孙传铎，陈晓慧. 叶下珠属植物的化学成分与药理研究进展［J］. 临床医药实践，2012，21（6）：452－455.

［4］卿璞. 薏苡仁汤加减治疗痛风性关节炎的临床研究［J］. 中国医药指南，2014（28）：271－272.

［5］曾金祥，魏娟，毕莹，等. 车前子醇提物降低急性高尿酸血症小鼠血尿酸水平及机制研究［J］. 中国实验方剂学杂志，2013，19（9）：173－177.

［6］马通军. 大鼠高尿酸血症模型的建立与降尿酸中药的筛选［D］. 天津：天津医科大学，2003.

［7］朱达明. 祛瘀通淋排石汤治疗泌尿系结石的临床研究［J］. 现代诊断与治疗，2015，26（13）：2910－2911.

［8］陈金锋，高家荣，季文博，等. 酸枣仁－五味子药对镇静催眠作用及机制研究［J］. 中药药理与临床，2013（4）：128－131.

［9］赵博，吴长健，高鸿，等. 麦冬对小鼠镇静催眠作用的初步探讨［J］. 湖北科技学报，2008，22（4）：282－284.

［10］霍艳双，陈晓辉，李康，等. 北五味子的镇静、催眠作用［J］. 沈阳药科大学学报，2005，22（2）：126－128.

［11］贺凯，高建莉，赵光树，等. 延胡索化学成分、药理作用及质量控制研究进展［J］. 中草药，2007，38（12）：1909－1912.

［12］梁宣慧. 鹌鹑蛋抗过敏作用及机理的初步研究［D］. 北京：中国农业大学，2017.

［13］杨军. 奚九一教授治疗静脉曲张综合征的经验［J］. 中国中西医结合外科杂志，2004，10（5）：393－395.

［14］凌兆熙. 中西医结合治疗血栓闭塞性脉管炎［M］. 广东：科学技术出版社，1982.

［15］宋萍，张溪，张忠德. 从中医体质学说浅谈岭南地区咳嗽变异性哮喘患者的防治［J］. 世界中西医结合杂志，2018，13（10）：1463－1465，1475.

［16］释继洪. 岭南卫生方·李侍制瘴疟论（影印本）［M］. 北京：中医古籍出版社，1983：1－2.

［17］郭乔仪. 青天葵栽培技术［J］. 农村百事通, 2015 (8)：37 – 38.

［18］蒋米尔, 张培华. 临床血管外科学［M］. 3 版. 北京：科学出版社, 2011：584 – 584.

［19］陆信武. 下肢静脉疾病临床定性定量评价标准［J］. 中国血管外科杂志 (电子版), 2010, 2 (1)：8 – 13.

［20］张伯根. 下肢慢性静脉功能不全与 CEAP 分级系统［J］. 外科理论与实践, 2005, 10 (1)：1 – 3.

［21］张宏武, 邹忠梅. 柴胡疏肝散的临床应用及现代研究进展［J］. 时珍国医国药, 2007, 18 (5)：1234 – 1236.

［22］周毅平, 黄春发. 体质辨识与局部辩证相结合治疗下肢静脉功能不全患者123 例临床观察［J］. 中医杂志, 2014, 12 (55)：1034 – 1036.

［23］杨冬花. 肝气郁结证患者 T 细胞免疫功能的改变及柴胡疏肝散的治疗作用［J］. 陕西中医, 2006, 27 (3)：374 – 375.

［24］钟镜锋. 下肢慢性静脉功能不全的危险因素调查及中医证型探讨［D］. 广州：广州中医药大学, 2014.

［25］周毅平, 黄春发. 下肢慢性静脉功能不全从肝辨治［J］. 新中医, 2017 (2)：162 – 162.

［26］周毅平, 黄春发. 柴胡类方为主从肝论治下肢静脉功能不全的临床观察［J］. 中国民间疗法, 2018, 26 (1)：106 – 108.

［27］向雪琴, 周毅平. 柴胡疏肝散对体外静脉收缩作用及机制研究［J］. 安徽中医药大学学报, 2017, 36 (5)：61 – 65.

［28］杜猛, 尹红. 脉复生对脉管炎患者免疫功能的调节作用［J］. 湖北中医杂志, 2010, 32 (4)：46 – 47.

［29］李顺宁. 脉复生对动脉硬化闭塞症患者血脂及炎症细胞因子的影响［J］. 云南中医中药杂志, 2011, 32 (11)：19 – 21.

［30］张锦生, 杜猛. 脉复生预防动脉硬化闭塞症支架植入术后再狭窄疗效观察［J］. 湖北中医杂志, 2013, 35 (9)：2 – 3.

［31］赵志祥, 简小兵, 王文英. 脉复生合剂治疗糖尿病足的临床疗效观察［J］. 广州中医药大学学报, 2012, 29 (6)：620 – 622.

［32］庞健辉, 罗甜仪. 脉复生药理作用的研究［J］. 广东药学, 2001, 11 (5)：46 – 47.

［33］杜猛. 脉复生对动脉血管内皮细胞凋亡的影响［J］. 现代医院, 2006, 6 (11)：18.

［34］罗甜仪. 脉复生对家兔血小板聚集和大白鼠实验性血栓等药理作用的研究［J］. 中药药理与临床, 1985 (00)：40 – 41.

［35］李丽明, 齐耀群, 李阿荣, 等. 脉复生对急性血瘀模型大鼠血液流变学及凝血功能的影响［J］. 广州中医药大学学报, 2016, 33 (3)：353 – 357.

［36］黎建华, 汤秀芬. 肾上腺皮质激素治疗血栓闭塞性脉管炎急性期的临床观察［J］. 当代医学, 2009, 15 (16)：97 – 98.

［37］杜猛. 脉复生对兔动脉内皮细胞的作用研究［J］. 时珍国医国药, 2007 (10)：2472 – 2473.

［38］李阿荣, 刘若轩, 李丽明, 等. 脉复生通过核因子-κβ 通路对脂多糖诱导血管内皮细胞

损伤的保护作用［J］. 广州中医药大学学报, 2016, 33（2）: 238 – 242.

［39］赖振辉, 李晚君, 王昕冉, 等. MSCTA 在评价脉复生治疗下肢动脉硬化闭塞症临床疗效的应用价值［J］. 中国 CT 和 MRI 杂志, 2012, 10（3）: 71 – 74.

［40］代红雨, 唐汉均. "提脓祛腐法"浅析［J］. 上海中医药大学学报, 2002, 16（1）: 35 – 36.

［41］徐杰男, 阙华发. 中医外科"提脓祛腐""煨脓长肉"理论与应用［J］. 上海中医药杂志, 2011, 45（12）: 24 – 26.

［42］付小兵, 王德文. 创伤修复基础［M］. 北京: 人民军医出版社, 1997.

［43］王正国. 创伤修复与组织愈合［M］. 山东: 山东科学技术出版社, 1998.

［44］张锡纯. 医学衷中参西录［M］. 河北: 河北科学技术出版社, 1985: 64.

［45］何恩良, 何连飞. 臁疮膏治疗臁疮 120 例［J］. 辽宁中医杂志, 2001, 28（4）: 227.

［46］陈亚保, 黄甫, 邓陈茂, 等. 合浦珠母贝珍珠层粉微量化学成分的研究［J］. 广东海洋大学学报, 2007, 27（4）: 93 – 95.

［47］李经伟, 李疗青, 王树政等. 中医大词典中药分册［M］. 北京: 人民卫生出版社, 1982: 238.

［48］郑虎占. 中药现代研究与应用［M］. 北京: 学苑出版社, 1998: 49 – 68.

［49］马海涛. 中西医结合治疗下肢缺血性慢性溃疡 85 例［J］. 医药论坛杂志, 2003, 24（20）: 63 – 64.

［50］KESSLER D O, KRANTZ A, MOJIEA M, el al. Randomized trialcomparing woundpacking to no wound packing following incisionand drainage of supeficial skin abscesses in the pediatrieemergency department［J］. Pediatrie Fantergency Care, 2012, 28（6）: 514 – 517.

［51］ZHANG Y, GUO H, GAO W, et al. The volume and duration of wound drainage are independent prognostic factors for breast cancer［J］. Tumour Biology, 2014, 35（4）: 3563 – 3568.

［52］傅先军, 赵呈龙, 王新全, 等. 负压封闭引流技术在不同创面的应用研究进展［J］. 西南国防医药, 2018, 28（12）: 1292 – 1294.

［53］ROPKE C D, DA SILVA V V, KERA C Z, et al. In vitro and in vivo inh-tion of skin matrix metalloproteinases by Pothomorphe umbellata root cxtract［J］. Photochem Photobiol, 2006, 82（2）: 439 – 442.

［54］XUE M, LE N T, JACKSON C J. Targeting matrix mataloproteases toiprore cutancous wound bealing［J］. Expert Opin Ther Tagete, 2006, 10（1）: 143 – 155.

［55］MWAURA B, MAHHENDRAN B, HYNES N, et al. The impact of differetialpresion of extracelulnr matrx metalloproteinase induoer, matrxmetalolloprteinase2, tissue inhbitor of matrxmentallloproteinase-2 and PDCF-AA on the chroncity of venous leg ulcer［J］. Eur JVasc Endovasc Surg, 2006, 31（3）: 306 – 310.

［56］石冰, 钱存荣, 邝芳, 等. 封闭负压引流技术对人慢性创面中金属基质蛋白酶表达及分布的影响［J］. 中国组织工程研究与临床康复, 2007, 11（13）: 2482 – 2486.

［57］VENTURI M L, ANINGER C E, MESBAHI A N, et al. Mechanisms and clinical applications of the vacuum-assisted closure（VAC）device: A review［J］. Am J Clin Dermatol, 2005, 6

（3）：185 – 194.

［58］WHELAN C, STEWANT J, SCHWARTZ B F. Mechanics of wound healing and Imporlance of vacuum assisted closure in urology［J］. J Urel, 2005, 173 （5）：1463 – 1470.

［59］WNCKENFOR A, CUSTAFSSON R, SJOGREN J, et al. Blood flow responses in the peristernal thoracic wall during vacuum-assisled closure therapy［J］. Ann Thorsc Surg, 2005, 79 （5）：1724 – 1730.

［60］MORYKWAS M J, ARGENTA L C, SHELTON-BROWN E I, et al. Vacuum-assisted closure：A new method for wound control and treatment：animal studies and basic foundation［J］. Annals of Plastic Surgery, 1997, 38 （6）：553 – 562.

［61］刘兴邦，余国荣，陶圣祥，等. 封闭负压引流对肉芽成纤维细胞生物学行为的影响［J］. 中华实验外科杂志, 2010, 27 （11）：1599 – 1601.

［62］李伟，杨莹. 负压封闭引流术的研究进展［J］. 系统医学, 2017, 2 （23）：163 – 165.

［63］GREENE A K, PUDER M, ROY R, et al. Microdeformational wound therapy［J］. Annals of Plastic Surgery, 2006, 56 （4）：418 – 422.

［64］徐国玲，颜晓东. 负压伤口疗法在糖尿病足中的运用［J］. 药品评价, 2013 （17）：33 – 36.

［65］曹小曼，亓发芝，顾建英，等. 整形外科复杂创面的负压吸引治疗［J］. 中国美容医学, 2009, 18 （11）：1561 – 1563.

［66］亓发芝. 慢性难治性溃疡的治疗［J］. 中国美容医学, 2018, 27 （2）：1 – 4.

［67］王文娟，姜英令，刘晓虹，等. 封闭负压引流治疗神经缺血性糖尿病足溃疡的疗效分析［J］. 中国美容整形外科杂志, 2011, 22 （12）：747 – 749.

［68］黎小燕，曾宪忠，李毅，等. 负压封闭引流术在糖尿病足治疗中的应用［J］. 现代医院, 2017, 17 （7）：1013 – 1016.

［69］吴妙琼，刘艳虹，罗群芳，等. 负压封闭引流术治疗不同严重程度糖尿病足溃疡的临床价值［J］. 河北医学, 2017, 23 （6）：944 – 948.

［70］沐世昌，莛杨洋，陈明卫，等. 封闭式负压引流对轻中度缺血糖尿病足溃疡患者外周血内皮祖细胞数量的影响［J］. 中华内分泌代谢杂志, 2017, 33 （10）：816 – 821.

［71］任继魁，胡建武，杨红军，等. 踝肱比对负压封闭引流治疗下肢动脉血管病变创面临床疗效的预测［J］. 中华烧伤杂志, 2013, 29 （5）：463 – 464.

［72］李顺宁，周毅平. 自制封闭负压辅助闭合装置在慢性溃疡的应用［C］//2009 全国中西医结合周围血管疾病学术交流会论文集. 2009.

［73］周毅平. 生肌膏和封闭负压辅助闭合治疗下肢缺血性溃疡［C］//2009 全国中西医结合周围血管疾病学术交流会论文集. 2009.

［74］许樟荣，冉兴无. 糖尿病足规范化诊疗手册［M］. 北京：人民军医出版社, 2015.

［75］陈绍宗，李金清，李跃军. 封闭负压引流技术减少爆炸伤创面坏死及促进愈合的实验研究［J］. 中华创伤杂志, 2007, 23 （7）：542 – 545.

［76］钱晓玲，周学芹，尹晓莉，等. 封闭负压引流干预慢性创面神经生长因子和微血管的变化［J］. 中国组织工程研究, 2014, 18 （11）：1647 – 1652.

［77］陈少全，陈木龙，王烈. 封闭式负压引流的基础研究与临床应用［J］. 临床外科杂志，2008（7）：64 - 66.

［78］万明才，冯峰，王新卫，等. 生肌液复合封闭负压引流对创面肉芽组织增殖的作用［J］. 中国组织工程研究与临床康复，2008，12（37）：7250 - 7253.

［79］王学文，范小淘，李伟，等. 负压封闭引流技术在骨科的临床应用［J］. 中国骨与关节损伤杂志，2006（7）：583 - 584.

［80］SRAI Y, NAGASE T, MINEMATSU T, et al. Hypoxia is involved in deep tissue injury formation in a rat model［J］. Wounds：A compendium of clinical research and practice, 2010, 22（2）：44 - 51.

［81］BOVILL E, BANWELL P E, TEOT L, et al. Topical negative pressure wound therapy：A review of its role and guidelines for its use in the management of acute wounds［J］. International wound journal, 2008, 5（4）：511 - 529.

［82］杨岚清，周忠志. 负压封闭引流技术与慢性创面的研究进展［J］. 中外医学研究，2018，16（2）：180 - 182.

［83］张天浩，陆骅，林涧，等. 负压封闭引流技术治疗压疮的实验研究［J］. 临床骨科杂志，2016，19（5）：619 - 622.

［84］张凯，朱家源，唐冰，等. 慢性创面的病原菌调查分析［J］. 中华医院感染学杂志，2012，22（11）：2455 - 2457.

［85］龚凯，黄道景，张亚明，等. 负压封闭引流在重症肢端缺血患者截肢术中的应用［J］. 现代医学，2012，40（5）：535 - 537.

［86］朱良春. 虫类药的应用（增订本）［M］. 太原：山西科学技术出版社，1994.

［87］俞慎初. 虫类药物临床应用［M］. 福州：福建科学技术出版社，1981.

［88］张金鼎，邹治文. 虫类中药与效方［M］. 北京：中医古籍出版社，2002.

［89］谭同来. 虫类中药的配伍与应用［M］. 太原：山西科学技术出版社，2010.

［90］程洪祥，骆常义. 补中益气汤临证新用. 实用中医内科杂志，2003，17（3）：178.

［91］仝小林. 重剂起沉疴：古今医家大剂量用药经验集萃［M］. 北京：人民卫生出版社，2010.

［92］盐山，张锡纯. 医学衷中参西录合订本［M］. 2版. 石家庄：河北人民出版社，1977.

［93］（明）陈实功. 外科正宗［M］. 北京：中医古籍出版社，1999.

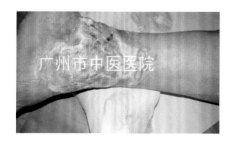

彩插 1　初诊所见（见正文　第 108 页）

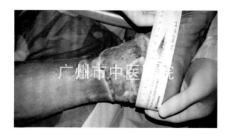

彩插 2　坏死组织完全脱落
（见正文　第 108 页）

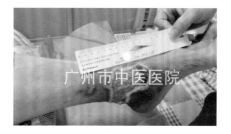

彩插 3　肉芽生长良好、溃疡缩小一半
（见正文　第 108 页）

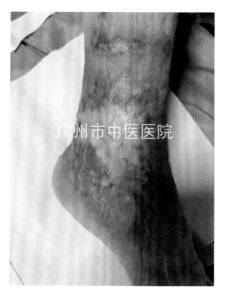

彩插 4　溃疡愈合（见正文　第 109 页）

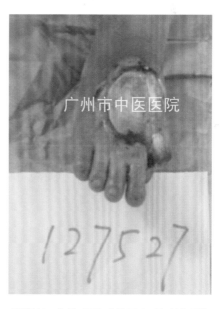

彩插 5　入院当日（见正文　第 109 页）

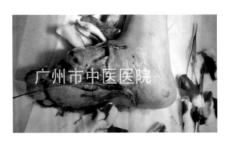

彩插6 住院当日即行足底扩创、引流、其后用
蚕食法逐渐清除坏死组织（见正文 第110页）

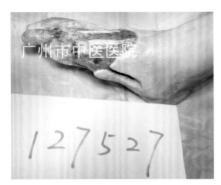
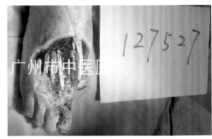

彩插7 1个月后（见正文 第110页）

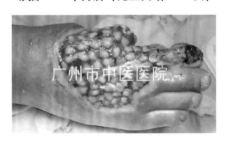

彩插8 1个半月后行点状植皮，第2趾截趾术
（见正文 第110页）

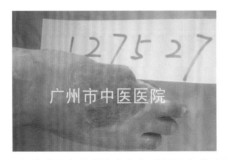

彩插9 经治疗2个月后溃疡愈合（见正文 第111页）